分级诊疗背景下医疗机构分工协作机制与实现策略

许兴龙 周绿林◎著

中国财经出版传媒集团

经济科学出版社
Economic Science Press

图书在版编目（CIP）数据

分级诊疗背景下医疗机构分工协作机制与实现策略／许兴龙，周绿林著．—北京：经济科学出版社，2021.11
ISBN 978－7－5218－2988－4

Ⅰ.①分…　Ⅱ.①许…②周…　Ⅲ.①分级分工医疗－研究－中国　Ⅳ.①R199.2

中国版本图书馆CIP数据核字（2021）第215563号

责任编辑：胡成洁
责任校对：孙　晨
责任印制：范　艳

分级诊疗背景下医疗机构分工协作机制与实现策略
许兴龙　周绿林　著
经济科学出版社出版、发行　新华书店经销
社址：北京市海淀区阜成路甲28号　邮编：100142
经管编辑中心电话：010－88191335　发行部电话：010－88191522
网址：www.esp.com.cn
电子邮箱：espcxy@126.com
天猫网店：经济科学出版社旗舰店
网址：http://jjkxcbs.tmall.com
北京季蜂印刷有限公司印装
710×1000　16开　12.25印张　200000字
2021年12月第1版　2021年12月第1次印刷
ISBN 978－7－5218－2988－4　定价：56.00元

序

分级诊疗制度的重要性位居我国五项基本医疗制度之首，也是新时期深化医药卫生体制改革的重要内容。2015 年，国务院办公厅发布《关于推进分级诊疗制度建设的指导意见》，提出“基层首诊、双向转诊、急慢分治、上下联动”十六字建设方针，同时要求探索建立医疗联合体等多种分工协作模式。之后，各地区开展了一系列有益探索工作，特别强调了体系内各层级医疗机构分工协作和规范化运行，取得了一定成效，尤其是在应对新冠肺炎疫情过程中，社区医疗卫生机构和城市大医院各司其职、分工协作，针对区域疫情有组织地开展防控工作，初步达成了分级诊疗制度建设目标，助力疫情防控取得了阶段性胜利。由实践得知，分级诊疗背景下不同层级医疗机构分工协作难题远非单纯的政府管理问题，而是复杂社会环境和多元利益冲突等相互作用的结果。医疗机构分工协作是涉及政府主导、医疗机构供给服务和居民选择利用服务等多元主体共同参与的复杂过程，同时，医疗卫生服务具备显著的外部性特征，不同主体在参与分工协作的过程中，均会对其最终效果产生重要影响。因此，如何准确识别医疗机构分工协作过程中的利益相关者，分析医疗机构分工协作过程中不同利益相关者之间的博弈关系，并寻求均衡策略，值得深入研究。

本书聚焦分级诊疗背景下医疗机构分工协作实践，归纳和识别了医疗机构分工协作所涉及的利益相关者以及三类关键利益相关者，分析了医疗机构分工协作过程中关键利益相关者间的行为策略，重点回答了分级诊疗背景下医疗机构分工协作关键利益相关者如何实现博弈均衡，以及如何构建合理有效的医疗机构分工协作机制等系列问题，这本身就是一个较大贡献。特别是书中结合“两江”医改试点城市之一的镇江市医疗集团内医疗机构分工协作工作实践，呈现了镇江市医疗机构分工协作的推进过程及改革成效，数据翔实、案例生动，展示了镇江市医疗机构间不同利益相关者参与分工协作的复杂性以及各方利益博弈的均衡结果，和前文理论研究相辅相成，很好地验证了书中所构建模型的科学性、可靠性和有效性。本书所提建议可圈可点、切实可行，能够为政府深入推进分级诊疗和医疗机构分工协作工作提供策略支持。

当今世界正经历百年未有之大变局，新冠肺炎疫情全球大流行使这个大变局加速变化，加上人口老龄化程度不断加剧、疾病谱改变、居民对健康的多样化需求持续攀升等突出难题，使得医疗卫生领域面临前所未有的严峻挑战。在不确定因素频发的大环境中，各利益相关者比任何时候都更需要加强分工协作，共克时艰，携手前行。欣喜的是，由周绿林教授领衔，许兴龙副教授作为骨干所在的江苏大学医疗保障制度改革研究团队，数年来一直致力于医药卫生体制改革、分级诊疗体系优化、医疗保障制度建设等领域的研究工作，为政府公共管理决策提供了诸多智力支持，目前已形成特色鲜明的学科，在国内积累了较高的影响力和知名度。希望江苏大学医疗保障制度改革研究团队继续肩负“以人民健康为中心”的初心和使命，秉持人类卫生健康命运共同体理念，努力为维护社会安全、守护人民生命健康，产出更多、更好、更有价值的研究成果。

北京大学公共卫生学院院长

2021 年 11 月 9 日

前　言

构建医疗机构分工协作机制是加快推进我国分级诊疗制度建设、提升医疗卫生资源利用效率和促进基本医疗卫生服务公平、可及的重要举措，也是党和国家深化医药卫生体制改革、保障和改善民生的重要内容。然而，在市场经济体制改革过程中，各层级医疗机构往往呈现出非协作性竞争关系，体系内各专业自治主体为了寻得自身发展容易诱导需求、过度提供或选择性提供医疗服务。此外，公众忽略基层首诊而选择直接前往城市综合医院就诊，加剧了医疗机构分工协作的难度。因此，在我国医疗卫生资源总量不足、医疗机构各自为政、居民经济收入不断增加和健康需求日益提升的现实背景下，如何协调医疗机构分工协作过程中各利益相关者间的行为博弈关系和满足各利益相关者的利益诉求成为本书所要研究解决的重点问题。

鉴于此，本书首先运用文献研究法和理论研究法，系统梳理了分级诊疗背景下医疗机构分工协作的相关理论，归纳了影响医疗机构分工协作所涉及的利益相关者，在此基础上运用专家评分法，识别出促进医疗机构分工协作的三类关键利益相关者；其次，通过演化博弈分析医疗机构分工协作过程中关键利益相关者间的行为策略，并构建关键利益相关者视角下医疗机构分工协作机制；最后，结合镇江市医疗机构分工协作改革工作，分析了关键利益相关者视角下医疗机构分工协作实践成效，并对实践过程中关键利益相关者利益诉求满意度等展开具体研究，研究结果如下。

（1）影响医疗机构分工协作的关键利益相关者为政府、城市综合医院管理者和患者（居民）。本书运用理论研究法及专家评分法梳理并筛选出影响医疗机构分工协作的主要利益相关者，进而根据米切尔三维属性分类方法，从合法性、重要性和紧急性3个属性维度对筛选出的10类主要利益相关者进行评分和检验，最终筛选得出政府、城市综合医院管理者和患者（居民）作为影响医疗机构分工协作的三类关键利益相关者。

（2）医疗机构分工协作的着力点在于关键利益相关者共同参与。政府、城市综合医院管理者和患者（居民）作为理性经济人，任一关键利益相关者策略选择都会对分工协作整体效果产生影响。因此，只有政府、城市综合医院管理者和患者（居民）共同参与才能促进医疗机构分工协作。本书提出的医疗机构分工协作实现策略可均衡各关键利益相关者的利益诉求，从而有助于实现医疗机构分工协作目标和提升社会整体效率。

（3）政府致力于开展医疗机构分工协作，但利益相关者间的利益诉求并没有得到协调与满足。医疗机构分工协作促进了镇江市基层医疗机构服务量增加、服务效率提升、不同基层医疗机构间的协作与联系增强，但同时也存在着诸如基层医疗卫生资源缺乏、发展不均衡和城市综合医院医疗费用增长不合理等突出问题。在满意度方面，镇江市两大医疗集团内医务人员参与医疗机构分工协作的积极性不高、患者（居民）对医疗机构分工协作的知晓率偏低，对基层医疗机构医疗服务质量的信任度不够。

本书从关键利益相关者角度提出了在政府公平正义的引导策略、城市综合医院管理者责权明晰的参与策略、患者（居民）合理高效的选择策略和其他利益相关者角度的联动整合协作策略、其他利益相关者联动整合的协作策略等方面提升医疗机构分工协作效率，以期为医疗机构分工协作和我国分级诊疗制度建设提供理论参考和策略建议。

目　　录

第1章 绪 论

1.1 研究背景

自2009年国务院深化医药卫生体制改革以来，建立符合我国国情的分级诊疗制度，促进基本医疗卫生服务公平、可及，一直是改革的重点方向和主要目标。然而，当前我国医疗卫生资源总量不足、结构布局不合理、服务体系碎片化等问题依然突出。一方面由于二元社会结构的存在，城乡之间医疗卫生事业发展极不均衡，我国约50%人口居住的城市拥有近80%的医疗卫生资源，其中又有近80%的医疗卫生资源集中在城市大中型医院，这种“倒三角”式的发展格局使得总体并不充裕的医疗卫生资源产生一定程度的浪费（Zheng et al.，2015）；另一方面，由于我国医疗卫生服务体系涉及范围广、层级多、主体杂，现有的城市三级医疗卫生服务体系和农村三级医疗保健网络一定程度上呈现服务链断裂现象，居民无法享有高效、连续、协同的医疗卫生服务（Zhou et al.，2014）。因此，如何调整医疗卫生资源结构布局、整合碎片化的医疗服务已成为关乎分级诊疗目标实现的一项重大课题。

2016年，国务院办公厅颁布的《“健康中国2030”规划纲要》指出，构建不同层级间的医疗机构分工协作机制是加快分级诊疗制度建设、合理配置医疗卫生资源和促进基本医疗卫生服务均等化的重要举措，是深化医改、保障和改善民生的重要内容，对于推动医疗卫生事业发展、提高人民健康生活水平具有十分显著的意义。党的十九大报告进一步提出要将分级诊疗服务体系纳入规划目标，强调以提升基层医疗服务能力为重点，建立城市医院和基层医疗机构分工协作、衔接互补、上下联动的医疗卫生服务体系，推动服务功能和服务模式整合。2021年，国家发展改革委、卫生健康委、中医药管理局和国家疾病预防控制局共同编制《“十四五”优质高效医疗卫生服务体系建设实施方案》，指出“十四五”期间需基本建成体系完整、布局合理、分工明确、功能互补、密切协作、运行高效、富有韧性的优质高效整合型医疗卫生服务体系。

政府的高度重视及支持为分级诊疗制度建设提供了政策保障，但在实际运行过程中，各层级医疗机构在改革过程下往往呈现非协作性竞争关系，体系内各专业自治主体为了寻得自身发展容易产生诱导需求、过度提供或选择性提供医疗服务，这种体系内的“失灵”直接导致了医疗卫生资源的浪费、系统效率降低；此外，随着国民收入水平的提高，公众对健康的需求程度也相应增加，加上基层医疗卫生服务能力不足，患者对其信任程度不够，因而更倾向于跳过基层首诊直接选择前往城市大医院就诊。就医秩序紊乱、多层级的医疗卫生服务体系得不到整合，加剧了城市医院“门庭若市”、社区医院“门可罗雀”的现象。

可以发现，在我国医疗卫生资源总量不足、医疗机构各自为政和公众健康需求日益增长的现实背景下，不同利益相关者间的行为策略博弈和利益诉求满足程度等问题成为影响医疗机构分工协作效果的主要原因（雷光和，2015；Edward et al.，2015）。因此，有必要从理论上科学解析各利益相关者行为策略的影响机理，并采取有效措施协调各利益相关者间的行为博弈关系。那么，在医疗机构分工协作复杂的利益链背后存在着哪些利益相关者？各利益相关者之间又存在着怎样的行为博弈关系和利益诉求？是否存在某种稳定策略可以协调多方利益相关者之间的利益博弈关系，从而促进利益相关者共同参与医疗机构分工协作？这一系列问题亟待深入研究和解决，同时也反映出构建医疗机构分工协作机制和实现分级诊疗目标的复杂性。

本书以分级诊疗背景下的不同层级医疗机构作为研究对象。在分析了分级诊疗背景下医疗机构分工协作内涵的基础上，通过文献梳理及理论研究等方法对涉及医疗机构分工协作的利益相关者进行系统归纳，分析各利益相关者促进医疗机构分工协作的作用机理，并识别出影响程度较大的关键利益相关者。通过演化博弈探究关键利益相关者参与医疗机构分工协作的稳定策略，构建基于关键利益相关者视角的医疗机构分工协作机制，并进行有效性检验。在上述研究基础上，本书进一步选取医疗卫生服务体系纵向整合典型城市——镇江市，作为研究对象，分析关键利益相关者参与医疗机构分工协作的实践成效以及实践过程中关键利益相关者利益诉求满意度，最终提出了医疗机构分工协作的实现策略。

1.2 研究目的及意义

1.2.1 研究目的

本书从医疗机构分工协作的利益相关者视角出发，构建起不同层级医疗机构间的分工协作机制，并提出分级诊疗背景下医疗机构分工协作实现策略，旨在为全面建立分级诊疗制度提供相应的理论支撑。本书研究重点在于完成以下三个目标。一是识别关键利益相关者。医疗机构分工协作涉及利益相关者众多，而关键利益相关者的行为策略对医疗机构分工协作效果有着重要影响，识别出参与医疗机构分工协作的关键利益相关者，可以为下文探究各利益相关者参与医疗机构分工协作的行为博弈关系和稳定策略奠定基础。二是构建医疗机构分工协作机制。基于关键利益相关者参与医疗机构分工协作的稳定策略，分别构建关键利益相关者视角下的医疗机构分工协作机制，使其具体化、责任化、导向化，从而制定和推动相关政策落地与应用。三是提出医疗机构分工协作的实现策略。基于前文分析，研究进一步对镇江市两大医疗机构内医疗分工协作改革举措、整体效果及关键利益相关者利益诉求满意度进行分析，并解析关键利益相关者参与医疗机构分工协作的利益诉求及满意度，最终提出医疗机构分工协作的实现策略。

1.2.2 研究意义

1. 理论意义

第一，识别出影响医疗机构分工协作关键利益相关者，可以丰富利益相关者理论。本书基于利益相关者视角，在全面归纳和分析参与医疗机构分工协作的利益相关者基础上，运用科学的方法识别出关键利益相关者，并构建基于关键利益相关者视角的医疗机构分工协作机制，丰富了利益相关者理论。

第二，基于利益相关者视角提出医疗机构分工协作的实现策略，可以深化社会分工理论。本书分别构建了三类关键利益相关者参与医疗机构分工协作的理论机制，并解析关键利益相关者在医疗机构分工协作中的利益诉求及满意度，从理论与实践相结合角度提出关键利益相关者参与医疗机构分工协作的实现策略，从而深化了社会分工理论。

2. 现实意义

第一，有助于促进利益相关者共同参与医疗机构分工协作。将利益相关者嵌入医疗机构分工协作过程中，主张各利益相关者通过协调互助的方式构建起共生共赢的行为措施，使其责任具体化、责任化、导向化，从而促进利益相关者积极参与医疗机构分工协作工作。

第二，有助于合理配置医疗卫生资源。本书相关研究的预期成果对于促进城乡医疗卫生资源合理配置、规范诊疗秩序具有重要的现实指导意义，同时也可以使有限的医疗卫生资源得到最大效率的使用。

第三，有助于保障患者就医公平、可及。本研究预期成果的应用可以引导医疗机构分工协作、促进基层医疗服务能力进一步提升，确保人人享有基本医疗卫生服务，保障患者就医的公平性、可及性。

1.3 国内外研究现状及发展趋势

医疗机构分工协作是合理配置医疗卫生资源、促进基本医疗卫生服务均等化的重要举措，对于推动医疗卫生事业长远发展、提高人民健康水平、保障和改善民生具有重要意义。长期以来，各国政府一直致力于提升基层医疗服务能力，在加大对基层医疗机构经济投入的同时探索建立医联体、医疗集团等协作模式，约束或引导患者及医疗卫生资源流向，以期强化基层医疗机构服务能力，合理分配、使用有限的医疗卫生资源。然而，在政府投入整体不足、居民健康需求不断提升、不同层级医疗机构缺乏协调等背景下，体系内各专业自治主体为了自身发展容易产生诱导需求、过度提供或选择性提供医疗服务，这种无序的竞争手段直接导致医疗卫生资源浪费、系统效率降低。

因此，从理论上科学解析城乡医疗机构间的竞合关系，识别不同利益相关主体行为反应的影响因素，并采取有效措施促使不同主体回归理性行为，将有助于推动城乡医疗机构协作、缓解群众“看病贵、看病难”问题和提升医疗卫生资源利用效率。

本书将从利益相关者视角出发，运用科学的方法探究分级诊疗背景下的医疗机构分工协作机制与实现策略，着重探讨各利益相关者对分级诊疗制度的影响关系，研究综述主要涉及“分级诊疗”“医疗机构分工协作”“利益相关者”三个主题。

在展开探讨之前，有必要对医疗卫生服务体系的类别及特点做简要的梳理：1911 年英国《国民健康保险法》的实施催生了英国国民医疗卫生服务体系的建立（National Health Service，NHS），也开启了政府主导构建医疗卫生服务体系的先河（Rudolf，2010；Heinz et al.，2012）。随后世界各国相继建立起符合自身特色的医疗卫生服务体系。根据政府在医疗服务出资方面责任的不同，可粗略地将各国医疗卫生服务体系分为三类：（1）国民医疗卫生服务体系，政府通过一般税收出资，例如英国；（2）社会保险体系，由根据收入缴纳保险费构成的公共保险基金出资，例如德国；（3）高份额的私营医疗服务和健康保险市场，由私人根据个人风险缴纳的保险金出资，例如美国（见表 1－1）。

表 1－1　典型国家医疗卫生服务体系的类别

医疗卫生服务体系类别	代表国家	医疗卫生服务体系的价值和原则	医疗服务的出资	医疗服务提供主体	医疗服务治理机制
国民医疗卫生服务体系	英国	人人享有平等的医疗服务	公共资金：根据收入和消费缴纳的税金	公营提供者	科层制、政府的规划和严格控制
社会保险体系	德国	保险基金的所有成员平等地获得服务	公共资金：根据收入缴纳	私营和公营提供者	集体谈判及相应的法律规制
私营（保险）体系	美国	根据支付能力提供服务	私人：根据个人风险缴纳保险金	私营提供者	市场为主，政府对保险和服务施加必要的控制

医疗卫生服务体系为政府参与改革医疗卫生事业、提高人民健康生活水平提供了良好的平台与契机，然而医疗卫生服务体系具有范围广、层级多、涉及主体杂等特点，在医疗卫生服务体系运行的过程中容易造成责权不清晰、资源浪费、患者就医无序等问题，因而各国政府在现有医疗卫生服务体系的基础上纷纷出台相应政策，以推动分级诊疗制度建设（Martin，2008），而不同层级、不同类别之间医疗机构的竞争关系成为影响分级诊疗实施效能的主要因素，这也就形成了本书所要重点研究的关于分级诊疗制度背景下医疗机构分工协作机制与实现策略的探讨。

笔者选取了 Web of Science、MEDLINE（EBSCO）、Science Direct、PQDT、CNKI 的期刊、硕博士学位论文、会议论文等数据库作为数据来源，以 integrated health system、referral、hierarchical medical system、medical cooperation、stakeholder theory、分级诊疗、医疗机构分工协作、整合医疗、利益相关者理论等词进行关键词、主题、题名进行检索，并进一步筛选和剔除与本书无关或影响较小的检索记录，共得到文献 1302 篇（见表 1－2）。

表 1－2　相关研究文献统计

数据库	国内（篇）			国际（篇）			
	CNKI 期刊	CNKI 硕博士学位论文	CNKI 会议论文	Web of Science	MEDLINE（EBSCO）	Science Direct	PQDT
文献数	447	68	19	344	102	300	22

国际学术界和业界对于医疗机构分工协作研究的文献数量远远超过国内文献的数量，国内文献量占全部文献量的 41.01%，其中期刊论文比例较大，学位论文次之，会议论文比重最小，仅为 19 篇；就国际数据库而言，Web of Science、MEDLINE（EBSCO）、Science Direct 中关于医疗机构分工协作的文献量较多，这三个库中包含该主题的文献量占到全部检索文献量的 57.30%，其中 Web of Science 与 Science Direct 包含的文献量分别占全部文献量的 26.42% 和 23.04%。在 PQDT 数据库中，与医疗机构分工协作相关的论文数量仅为 22 篇，说明攻读博硕士学位人员对医疗机构分工协作的关注度有待提高。

此外，按照发表的时间年份归类和分析相关文献可以清楚地反映医疗机构分工协作研究发展的走向（见表1－3）。

表1－3 相关研究年份分布

年份	国内（篇）			国际（篇）				合计
	CNKI期刊	CNKI硕博士学位论文	CNKI会议论文	Web of Science	MEDLINE（EBSCO）	Science Direct	PQDT	
1980～2005	28	2	0	52	15	26	0	123
2006	8	1	0	8	1	3	0	21
2007	6	0	0	11	1	8	1	27
2008	18	3	0	15	4	11	0	51
2009	23	5	1	14	3	14	1	61
2010	18	7	2	17	7	16	0	67
2011	16	6	1	17	5	17	2	64
2012	20	2	2	16	2	15	0	57
2013	19	6	1	21	7	22	1	84
2014	26	4	1	18	6	26	3	77
2015	23	3	3	22	8	25	1	85
2016	22	2	0	26	5	16	1	72
2017	28	3	0	19	9	17	3	77
2018	45	5	3	22	7	21	3	106
2019	52	7	2	21	5	26	2	115
2020	68	8	2	30	9	22	3	142
2021	27	4	1	15	8	15	1	71
合计	447	68	19	344	102	300	22	1302

资料来源：笔者统计整理。

总体上看，关于医疗机构分工协作的研究自2006年以来发展都较为平均，说明学界和业界对其的关注度持续不减，也进一步说明医疗机构分工协作问题是学界近年来持续关注的热点问题。下文将沿着“分级诊疗制度建设——医疗机构分工协作——利益相关者参与”的逻辑思路展开综述。

1.3.1 分级诊疗制度建设研究

1. 分级诊疗利益相关者研究

目前，尽管多数国家均已建立起覆盖全民的医疗保障体系（Lega，2007），但由于人口老龄化程度的不断加快、慢性病种类增加、疾病谱的改变以及医疗卫生服务体系的割裂和碎片化，各地区医疗卫生资源整合效率不高、医疗服务协同性不足、居民就医负担得不到有效缓解（Huckman，2006）。分级诊疗被公认为是能够合理配置医疗卫生资源、缓解民众“看病贵、看病难”问题的制度设计（高和荣，2017；Linden et al.，2003）。

国际上分级诊疗的基本构成均是以基层（家庭或社区的全科医生）首诊为核心的“守门人”制度和双向转诊制度，然而由于各国的医疗卫生服务体系存在形式上及供给制度上的差异，因而构建分级诊疗制度的利益相关者也不尽相同（姚泽麟，2016；Abelson et al.，2009）。在现有的研究中，国际上比较认可的影响分级诊疗制度构建的利益相关者主要包括医疗服务提供者、患者、政府三类。

（1）医疗服务提供者。医疗服务提供者源于英文“health care delivery system”，通常指的是就医过程中为患者提供服务的一切主体。众多研究表明，医疗服务提供者在分级诊疗制度构建过程中发挥着至关重要的作用（Senot，2016；Little et al.，2016）。学者们大多从基层医疗机构的规模、患者就医距离、基层机构至城市医院的距离等方面分析其对于分级诊疗制度构建的影响（Makanjee，2014）；并从行为学角度对患者的转诊行为进行了进一步研究，认为患者具备自主选择首诊机构的权利，然而医疗转诊去向及过程主要由医生决定，而医生的决策受到病人疾病严重程度、政策、患者态度、利润回报等因素的影响（Christy P，2016）；也有学者对医生的个人特征进行分析，发现医生的性别、专业、技术水平、工作经验等均会对分级诊疗制度构建产生一定的影响（Steinmann et al.，2012；Resnick et al.，2015；Berlin et al.，2015）。

（2）患者。学者们普遍认为分级诊疗制度的有效实施受到患者的年龄、性别、收入、社会地位和病情复杂程度影响（Astell-Burt et al.，2012；Van et al.，2014），而患者的年龄、性别、收入、社会地位等因素之所以影响分级诊疗的实施，主要源于患者对分级诊疗制度的认知不足；也有学者基于认知角度探寻其机理，发现多数居民或患者对分级诊疗和基层医疗机构服务能力及方式认识不足，即使基层医疗机构在处理一些常见病和慢性病时已经拥有了较强的实力，一些可以在社区得到治疗和康复的患者也会忽略社区而选择前往大医院就诊，导致了就医秩序的紊乱（Bury and Stokes，2013；Teo and Munnoch，2015）；此外，有学者指出分级诊疗过程中容易产生“上转容易下转难”现象，且下转的影响因素更为复杂，主要包括患者经济能力提升、健康需求增加、对基层医疗机构不信任等（Marie et al.，2015）。还有学者从经济学角度进行研究，发现医保报销程度、转诊费用等对患者的转诊行为及转诊效率产生的影响（Patel et al.，2010）。

（3）政府。政府在分级诊疗实施过程中发挥着重要的导向作用。如英国实行严格的首诊制度，患者必须持有开业医生开具的转诊证明，且经过住院医师同意后才可以拥有住院服务，不然就无法享受免费医疗；有学者研究指出，美国采用健康保险制度作为管理和报销的重要依据，明确规定了各种疾病的住院特征和时间周期，即某种疾病一旦到了康复时间或达到规定住院天数，应当立即转往社区卫生服务机构，否则超出时间的医疗费用由本人承担（Andrew and Azeem，2003）；D. B. 劳伦斯（Lawrence D B，2003）对德国的分级诊疗制度研究发现，德国通过法定的健康保险体系为公民提供医疗保健服务，其对卫生层次，社区居民就诊程序界定都有严格的要求。为防止全科医生或开业医生通过尽量不转诊来获取经济利益，美、英、德、奥等国家采取社区医疗费用总量控制和年度业务绩效评价等措施，建立健全信息公开制度，通过信息网络平台为社区居民提供高效便捷的医疗服务咨询。在推动提升双向转诊效率的研究中，有学者调查指出，英国平均年转诊率（单位时间内转诊病人数/单位时间内接诊总人数）为13.9%，美国为30.0%～36.8%，荷兰为55.0%（Catherine，2000）。

综上可知，医疗服务提供者在分级诊疗制度建立过程中发挥着主观能动作用，公众对分级诊疗的认知程度以及“看病贵”问题依旧是制约患者合理就医和阻碍分级诊疗制度建立的主要原因，而政府指令具有一定的强制作用，这也加速推动了分级诊疗制度的建立。

2. 分级诊疗构建机制研究

由于各国国情及经济发展水平的差异，医疗卫生服务体系呈现出不同的形态，因而也产生了不同形态的分级诊疗制度，分级诊疗制度的构建机制主要包括两种。

（1）政府主导机制。英国尤其重视对全科医生的培养，众多学者对英国国家医疗卫生服务体系进行了全面的分析，认为全科医生制度促进了分级诊疗制度的优化（Green，Ross and Mh-zoev，2007；McKie et al.，2008；Jones and Exworthy，2015）；威尔金（Wilkin D，2002）进一步研究了英国全科医生的管理制度，全科医生准入门槛高、考核严格，政府也给予了丰厚的薪金，因而全科医生的数量得到保障。在管理层面，英国法律规定居民必须与家庭医生签约，非紧急情况不得直接前往大医院就诊（Sheppard，2015）；韦伯斯特（Webster V S，2008）研究指出英国制定了多种病种的临床策略，使得转诊策略标准化；此外，为了保障分级制诊疗体系实施效果，英国制订了健康质量框架，注重转诊绩效考评，其对医疗转诊各个环节都进行了细分与考核，确保了医疗转诊的规范有序（Davey et al.，2012；Brooker and Durmaz，2015）。有学者研究认为不同地区、不同级别医院甚至部门之间的分工协作有利于保障医疗服务质量，也促进了医疗卫生资源利用效率有效提升（Julia，Miriam and Sabine，2014；Andre，2015）。

我国学者吕键（2014）提出强化各医疗机构间的分工协作机制，可以有效推动分级诊疗制度的建立，通过政府举办医联体（医疗机构分工协作的一种表现形式），可以有效整合医疗卫生资源，促进医疗卫生资源下沉，实现患者分流；姜日进（2014）则认为，通过整合医疗保险管理体制，改革医疗保险支付方式，通过经济杠杆的作用促进患者分流，推动分级诊疗制度建立；甘筱青和李红（2010）；雷光和和董加伟（2015）将分级诊疗制度看作一个复杂的卫生系统，从系统论角度分析各主体及要素之间的关系，从而建立分级诊疗制度的系统动力学模型，着重对医疗机构转诊系统进行了全面的分析。

（2）市场化机制。美国是市场化医疗卫生服务体系的典型代表，居民可以自主选择商业保险公司进行投保（Falcone and Satiani，2008；Rabner，2012）。在居民投保后，商业保险公司会为居民配备相应的家庭医生，家庭医生除了对患者进行初步诊疗外，还对签约居民进行每年 2 次的健康体检，并建立健康档案（Lorts and Ohri-Vachaspati，2016）；美国的基层医疗机构由私人诊所、护理院、医疗管理中心、地区卫生部门组成，其负责该区域的健康管理及为下转患者或老年慢性病患者提供康复医疗服务（Goldfield，Gnani and Majeed，2003）；在医疗转诊方面，有学者研究发现，美国的转诊模式是以保健管理体系为基础，美国的保健管理体系由医疗保险计划方和医疗服务提供方共同进行，通过经济刺激及组织措施调控供需双方（Palmer and Reid，2001）；也有学者认为美国严格的医学教育在患者遵循分级诊疗制度的过程中发挥着很大的作用（Sahker et al.，2015）。

此外，部分学者对德国的分级诊疗模式进行研究发现，德国的医院不提供门诊服务，病人在转诊时候可以自由选择就诊医院（Ozegowski and Sundmacher，2012；Akinci et al.，2012）；日本学者研究指出，日本的分级诊疗制度尚处于探索阶段，其设立三级医疗服务圈对医疗机构进行分级、分类和分化病床功能等做法尚在探索阶段（Kondo and Shigeoka，2013）；C. G. 李（Lee C G，2010）研究发现，新加坡的基层医疗服务主要由私立医疗机构提供，遵循市场化特征，而住院服务则由公立医院提供，在分级诊疗制度构建过程中，私立医疗机构和公立医院相互合作；刘国恩等（2014）基于中国分级诊疗难以实现的现状，运用经济学理论构建市场价格机制模型，从供需方视角提出构建分级诊疗机制的可操作性方案，从而引导居民合理利用医疗卫生服务，优化医疗卫生服务体系。

不难发现，政府主导机制和市场化机制均注重“基层首诊”和“双向转诊”，但是两者对基层首诊的认识存在较大分歧：政府主导机制主张的基层首诊主要指“垄断性首诊”，即群众在固定的公立基层医疗机构初诊，公立首诊机构接受行政管制制度的激励和规范（姚宏，2011）。而市场化机制主张的基层首诊主要指“开放性首诊”，即群众在竞争的多元基层医疗机构选择初诊，多元基层首诊机构为争取群众的“签约”而展开充分竞争（顾昕，2012）。在双向转诊服务过程中，政府主导机制主张通过医疗机构的职能化分工、医务人员的专业化分工和医疗服务的规范化管理，实现不同层级、不同类别医疗机构的分工协作（卢杨、张鹭鹭和欧崇阳，2007）；市场化机制主张通过建立不同种类的办医形式、鼓励医务人员多点执业等方式促进基层医疗机构发展，引导医疗卫生资源下沉及规范患者就医秩序。

综上可知，“强基层”和“双向转诊”成为分级诊疗制度建设的根本与重点，近年来，中国政府一直倡导提升基层医疗机构服务能力，然而由于城市公立医院较强的“虹吸作用”，医生、患者、医疗卫生资源等众多要素纷纷流向城市医院，基层医疗卫生事业发展受到严重阻碍（胡善联，2015；李华和俞卫，2013）。在基层医疗卫生投入不足、全科医生数量短缺、医疗卫生资源配置不均衡和患者就医秩序紊乱的现实背景下，构建医疗机构分工协作机制成为缓解医疗卫生服务体系供给侧结构矛盾的重要措施（弗朗索瓦、张春颖和马京鹏，2010；姚芳等，2021；吴悦和张亮，2017）。

1.3.2 医疗机构分工协作研究

1. 分工协作理念的产生

有关分工的理念最早可以追溯到春秋时期管仲提出的“四民分业定居”，尽管在当时特定的历史背景下存在着时代局限性，但这涵盖了中国古人有关“分工”的思想（周建波和杜浩然，2010）。古希腊哲学家柏拉图系统地探讨了分工理论，他认为分工是国家和社会发展的基础，因为社会分工是人的需要和天性，没有人能够依靠个人的能力满足全部的需求（孙婧毅，2013）。古典经济学的代表人物亚当·斯密（1972）则在此基础上发展了分工理论，他认为专业化的分工可以有效提高生产效率，并使得劳动简化。此后，马克思、法约尔研究了社会分工化服务分工、组织机构分工、劳动分工，并指出合理的分工可以提升组织效率，但分工过细也会导致不同主体间的协作难度提升，从而降低工作效率（王馗，2015）。社会分工的产生必然导致协作的出现，分工与协作相辅相成（Campos et al.，2001）。马克思进一步指出，协作是企业产生的内在原因，协作能够创造出比个体生产效率更高的效用。博弈理论也解释了协作推动博弈双方获取更大利益的基本内涵（Coleman，2003）。

现代医学高度专科化发展、管理方式变化及各利益相关主体博弈导致了新时期卫生服务供给的日益精细化和零散化（Compa，1998）。医学分科在提升医疗技术发展和医生治疗水平的同时也促使居民健康需求增加、患者对医疗服务的需求不断呈现出多元化、多层次的特征（张伟和史良科，2009），改革的成效与初衷形成了强烈的冲突。然而老龄人口数量的增加导致了慢性病患者数量不断攀升，加上疾病谱的变化及居民医疗需求的提升，卫生服务体系割裂和碎片化的特征已十分明显（Huckman，2006）。因此，仅仅靠“分工”已不能切实解决医疗卫生服务体系存在的现实问题，“分工协作”成为世界范围内医疗卫生体制改革的新议题（Lega，2007）。

2. 分工协作模式研究

国外鲜有具体关于医疗机构分工协作的研究，这与其已经拥有较为规范的诊疗秩序有关。但伴随医疗卫生服务体系断裂、碎片化程度的不断加剧，多数国家开始探索医疗整合，促进医疗机构协调均衡发展。

19世纪英国学者赫伯特·斯宾塞（1997）在其著作《第一原理》中首次提出了“整合”一词，并在经济学、社会学及哲学领域得到了广泛的应用和发展，他指出整合应当是向个体或组织提供具备连续性和协同性的一个服务系统（Shortell，Gillies and Anderson，1994）。随后，众多学者开始将整合理论应用于医疗卫生服务领域，提出构建基于患者整体医疗观的整合型医疗卫生服务，联系和协调医疗卫生服务系统各个功能、满足和完善患者需求（Niskanen，2002；Jeroen and Hardy，2003）；2005年美国学者提出“整合型医疗服务提供体系”，指在不同级别的医疗机构之间、医务人员之间通过合作等形式进行管理或运作，为患者提供高效、安全、相互衔接的整体化健康服务（Alain and Laura，2005）。

学者们从医疗机构、管理、筹资、服务和临床5个方面提出了医疗整合的内涵（Kodner and Spreeuwenberg，2002），并根据整合的形式将医疗服务划分为3种类型：（1）连接：主张不同医疗机构之间建立双向转诊关系，但不包含费用的转移。（2）协作网络：主张在不同层级医疗机构间协调医疗卫生服务，建立共享信息平台并完善双向转诊制度，但这仅仅局限于组织机构之间，且各组织机构维持固有的服务标准，并没有形成统一的筹资或支付方式。（3）完全整合：主张整合不同层级、不同类别医疗机构间的资源和服务，创建一个新的实体组织，为患者提供整体、协同、高效的一体化服务（Leutz，1999）。

在实践层面，回顾40年来英国医疗卫生服务体系整合情况，发现英国虽然建立起了基层首诊、双向转诊、分级诊疗制度，但整合效果仍然有限，医疗机构间的合作效率明显偏低（Mannion，2008；Richard，2015）。有学者对美国基层居民调查研究发现，美国注重政府卫生投入和鼓励社会办医，基层服务满意度达到80%及以上（Diebel，2015）。然而美国的医疗卫生服务体系过于市场化，缺乏政府统一管理，医疗市场紊乱，整合效果并不明显（Macready，2008）；对德国的分级诊疗制度进行的研究发现在德国由于人口老龄化程度加剧和慢性病人数增多，医疗服务机构间的协作关系越来越弱，且门诊和住院医师间的沟通缺乏，在病人经大医院下转后，医院医生并不能将信息完全传递给社区医生，这导致了重复检查现象的产生，容易造成医疗卫生资源浪费（Schoen et al.，2011；Amelung，Hildebrandt and Wolf，2012；Ricarda and Carl，2016）；还有研究指出埃及城市居民往往过度消耗公立医院门诊服务，社区医疗卫生资源得不到有效利用，医疗机构协作机制不完善（Salma and Nageya，2014）。诺贝尔经济学奖得主保罗·克鲁格曼（2012）认为：系统分割、层级断裂、竞争无序、缺乏协作不仅是美国医疗卫生服务体系的主要问题，更是世界性难题。

国内学者就医疗机构分工协作的现状、问题、策略、对策等进行了思考与研究，发现城乡医疗卫生服务不均等和患者就医秩序紊乱是分级诊疗制度难以构建的主要障碍（何思长等，2015；张慧林、成昌慧和马效恩，2015；杨坚等，2016）。自2009年新医改以来，中国政府出台多项政策鼓励和引导地区重组医疗机构、整合医疗卫生服务体系，旨在提高资源利用效率，扩大服务供给范围，规范患者就医秩序（王俊和王雪瑶，2021；林闽钢和张瑞利，2014；张亚琳等，2021；范明宇和刘丹，2015）。

在实践方面，各地区积极探索建立医疗机构分工协作模式，其中比较具有代表性的当属镇江建立的医疗服务集团模式、上海瑞金医联体模式、北京医联体模式。钱东福（2014）研究了镇江市医疗集团内医疗机构的协作状况，发现医疗集团模式可以发挥核心医院资源优势，通过管理帮扶、技术合作、派驻医生和人员培训等，引导专家、技术、资源等“下沉”到社区，提高社区服务能力和水平，然而此过程中的各个利益相关者之间存在着利益和价值的冲突，影响了医疗机构之间协作的效果。

姜立文、宋述铭和郭伟龙（2014），林婧等（2013）对上海瑞金医联体模式进行剖析发现，年长的居民相对更愿意根据医联体的规定接受分级医疗、逐级就诊。此外，认知度、分级就诊、社区首诊、术后回社区康复治疗4方面的工作水平显著地影响居民对医联体的支持度，然而医联体的运行也面临资金和技术保障的问题。

王琼、孙雪和黄宵（2014），李凤如等（2014）对北京医联体模式研究发现，区域性"3+2+1"纵向模式医联体可以促使优质医疗卫生资源通过分工协作纵向下沉，从而达到医疗卫生资源最大化利用和居民就诊的合理分流，但该体系缺乏相应的法律保障，在实施过程中出现层级目标断裂的现象。

结合上述分析可以看出，虽然各地区均取得了不错的效果，然而在实践中仍然存在着分工协作机制不健全、体系间利益冲突、保障措施缺失、层级断裂等问题，因而有必要从理论层面对医疗机构分工协作的动力进行梳理。

3. 分工协作动力探讨

事物发展的动力来源可以从内生和外部两个方面进行分析，医疗机构分工协作的内生动力是指医疗机构内部作用的力量，是指不同层级、不同类别医疗机构间的合力（邱耕田，2013）。内生动力是事物发展的根本动力，但医疗机构呈现出两极分化状态，城市公立医院"门庭若市"、基层医疗机构"门可罗雀"，医疗机构间的合作动力薄弱（Zhou et al.，2017）。因此，要促进医疗机构分工协作就需要外力的作用。而外力则主要来源于对医疗机构的行为选择起引导或规范作用的政策、环境及管理者和患者的行为选择。

政策主要来源于政府管理机构，尤其是卫生行政管理部门。卫生行政管理机构主要通过颁布相关政策措施来引导或强制医疗机构分工协作。例如：美国通过加强政府补助、降低医学生学费、提高医生职业地位等方式注重全科医生培养，并实行严格的基层首诊制度（Kodner and Spreeuwenberg，2002）。1991年英国"内部市场"改革后，医疗机构之间为争夺医疗市场，在政府倡导和支持下，不同层级、不同类别的医疗机构自发组成医院联合体，加强了不同机构间的信息和其他资源共享程度（Mannionm，2008）。自1999年开始，新加坡政府按地理位置组建了两大医疗集团，大力推行集团间的信息化建设，每位患者的电子病历和身份、经济状况、医保账户等信息在集团内部共享，这为双向转诊和长期护理提供了支持（Walshe，2013）。中国政府自 2009 年以来不断在政策文件中提出要构建医疗机构分工协作机制，并主张通过建立医疗集团、医联体等形式促进协作，但实际效果并不理想（许兴龙、周绿林和魏佳佳，2017）。

环境因素主要体现在医疗行业所存在的市场机制。市场机制认为医疗机构在市场上可以通过自由竞争、自由交换等方式来实现自身利益最大化。陈钊，刘晓峰和汪汇（2008）、顾昕和袁国栋（2014）等学者指出，组建医联体应当遵循市场机制，而抛开政府管制，认为只有遵循市场机制才能达到医疗机构的利益平衡。余红星（2015）则指出，因为医疗卫生服务具有特殊性，市场供求机制、价格机制及竞争机制等都容易失灵，因此市场机制难以促成医疗机构分工协作。

罗庆东等（2015）指出少数院级管理者能够对医疗机构的行为产生影响，开发这些管理层可以成为医疗机构分工协作的动力。但一般医务工作者难以成为医疗机构分工协作的动力，这主要是由于部分医务工作者不愿意支援基层机构等因素（徐明江、张新花和黄芬，2014）。而由于医疗信息不对称，多数患者不能够准确判断医疗服务质量的高低，伴随经济增长，患者健康需求提升，多数患者倾向于选择前往城市大医院就诊（卢洪友、连玉君和卢盛峰，2011），患者的不合理流动也加剧了医疗机构分工协作的难度。方锐和李幼平（2014）指出，患者作为理性经济人存在，如果提升基层医疗机构技术水平，辅以医保政策引导，患者前往基层就医会带来自身利益的增加，此时患者又将成为促进医疗机构分工协作的动力。

综上可知，国外医疗机构大多强调基层首诊，通过采取一系列的改革措施引进发展基层医疗机构，让患者愿意留在基层就诊。此外，由于国外医疗卫生服务体系并不如中国医疗卫生服务体系层级多、主体杂，因此国外医疗机构双向转诊效率较高。而中国政府也不断尝试通过改革促进医疗机分工协作，但整体效果并不显著。在市场化背景下，医患信息不对称会导致医生产生诱导需求、推诿或选择性提供医疗服务，这都将阻碍医疗机构分工协作。

古典经济学理论认为社会分工的本质是为了获取更多的经济利润，是各利益相关主体相互协作与博弈的均衡（周绍东，2009）。基于上述理论，陈航和王雪峰（2015）指出城乡医疗机构是集医疗、公卫、药品供应及康复护理为一体的服务体系，存在着公益性与竞争性的双重属性。在城市医院规模无序扩张、社区卫生服务机构发展缓慢的背景下，医疗机构之间的目标并不一致，体系内各专业自治主体为了获取自身利润难以实现有效协作，利益博弈问题是城乡医疗机构协作难以实施的根本原因（詹祥、周绿林和孙晓阳，2017）。

1.3.3 利益相关者视角下医疗机构分工协作研究

1. 利益相关者内涵

1959 年彭罗斯（E. T. Penrose）在《企业成长理论》中提出“企业是人力资产和人际关系的集合”的观念，这为利益相关者理论构建奠定了基石。1963 年，斯坦福大学研究所提出了利益相关者的定义：“利益相关者是这样一些团体：没有其支持，组织就不可能生存”。然而这一定义是非常局限和片面的，它只考虑到利益相关者对企业单方面的影响，并且利益相关者的范围仅限于影响企业生存，但是它让人们认识到，除了股东以外，企业周围还存在其他的一些影响其生存的群体。直到 1984 年弗里曼（Freeman R. Edward）出版了经典著作《战略管理：利益相关者方法》，开启了利益相关者管理理论的先河，他在书中给予利益相关者明确定义：能够影响一个组织目标的实现，或者受到一个组织实现其目标过程影响的所有个体和群体（Freeman，1984）。这一观点丰富了利益相关者的根本内涵，使其逐渐被学界所认可和接受，尽管也有不少学者指出这一定义过于宽泛，但其确立了利益相关者分析的理论框架，开创了以个体视角系统化研究利益相关者问题的先河，为利益相关者理论的研究开拓了广阔的研究空间（Friedman et al.，2006）。

2. 利益相关者理论在医疗卫生领域应用

较早将利益相关者理论与方法引入卫生领域的是美国学者布莱尔和怀特，进入 20 世纪 90 年代之后，被广泛应用关于卫生政策分析及各种类型的医疗机构管理（Nudurupati et al.，2015）。在卫生政策改革的利益相关者分析就是在制定一项卫生政策的过程中，通过系统收集和分析大量信息，分析卫生政策利益相关者的知识、利益、权利、立场、潜在联盟等可能影响政策过程的特征和能力，以制定相应策略，减少改革实施阻力，提高政治可行性（Iavicoli et al., 2011)。也有学者指出，分析利益相关者最重要的任务是了解利益相关者的立场和权利，什么是他们不愿意放弃的，以及为达到目的他们能够动员的资源数量（Schang, Thomson and Czypionka, 2016）。

现有文献中有明确提出利益相关者促进医疗机构分工协作的相关研究，利益相关者在医疗卫生领域中的应用主要集中于以下几个方面：基层首诊、双向转诊、县乡间医疗体系整合、医联体及医疗集团的构建。多数学者在研究的过程中又进一步对利益相关者进行了分类，概括起来主要包括：政府层面（办医主体），卫生行政部门（卫健委、医疗保险部门、医院监管部门、医改部门等），医疗机构层面（城市医院、县级医院、基层医疗机构等），个人层面（医院或基层机构的管理层、医生、患者等）（陈玲丽等，2016；陈爱云和刘俊荣，2014）。还有学者基于分级诊疗、医疗整合等方面应用过程中的利益诉求、优势劣势、实施意愿、动用资源的能力等方面进一步分析利益相关者在医疗机构分工协作过程中的作用（谢添等，2014；周淼和沈华亮，2011）。在策略措施方面，学者们大多基于单一视角对各利益相关者提出相应的改进措施（李洁等，2015；徐一华等，2015）。学者们对医疗机构分工协作难以实施的主要原因进行了深入探讨，但大多数研究只停留在理论层面，而对医疗机构分工协作实施过程中的各个利益相关者的分类及诉求关系的论证缺乏相关的科学依据。

综上所述，目前我国医疗卫生服务体系仍然存在着城乡间医疗机构层级断裂、资源配置不均且浪费过多、患者就医秩序紊乱、医疗服务质量得不到保障等难题，因而研究如何促进医疗机构分工协作已经成为学界亟需解决的重点难题。梳理和总结现有文献发现，医疗机构分工协作已经受到了学界的广泛关注，国内外学者们围绕医疗机构分工协作的理念、模式、动力等进行了诸多研究，不同国家和地区间也建立起符合自身特色的分工协作模式，取得了一定的成果和改革经验，但仍然存在不足。(1) 对利益相关者影响医疗机构分工协作的内在机理研究不足。现有文献大多是对我国医疗机构分工协作的现状或分工协作存在的问题进行探讨，虽有不少学者指出分工协作难以实施的主要原因是利益相关者间的策略博弈及利益诉求得不到满足等，但目前鲜有学者对利益相关者的行为策略如何影响医疗机构分工协作展开深入研究。(2) 忽视了不同利益相关者之间的相互影响作用。现有关于利益相关者影响医疗机构分工协作的研究中鲜有对利益相关者间的相互影响作用进行分析，而医疗机构分工协作作为一项系统工程，分工协作过程中某一利益相关者的策略变化会影响另一利益相关者的策略选择，因此，准确辨析及区分各利益相关者间的行为策略及相互影响关系就显得十分必要。（3）缺乏科学的策略依据。现有研究虽然叙述了各利益相关者参与医疗机构分工协作的利益诉求、优势劣势等，但在提出相关策略措施时仅仅是从理论上进行阐述，未运用科学的方法探讨其共同参与分工协作的行为策略。（4）鲜有探讨医疗机构分工协作实现策略。现有研究大多基于某些典型地区的案例分析医疗机构分工协作现状或对医疗机构分工协作难以实施的影响因素进行分析，并提出相应的解决策略，而鲜有就医疗机构分工协作的实现策略问题进行详细探讨。

鉴于此，本书在系统分析医疗机构分工协作理论的基础上，识别出影响医疗机构分工协作的关键利益相关者，运用科学的方法探究医疗机构分工协作过程中各关键利益相关者博弈关系及均衡策略，并结合现实中医疗卫生机构分工协作典型城市案例，对关键利益相关者参与医疗机构分工协作实现策略及利益诉求及满意度进行探讨，最终从理论与实践相结合的角度，为实现不同层级医疗机构分工协作、完善分级诊疗制度建设提供相应政策建议。

1.4 本书研究思路、内容、方法及技术路线图

1.4.1 研究思路

本书以不同层级医疗机构分工协作为目标导向，以关键利益相关者为贯穿全文的脉络，按照“识别关键利益相关者→关键利益相关者行为博弈→医疗机构分工协作机制构建→医疗机构分工协作满意度研究→医疗机构分工协作实现策略”的思路展开研究设计。为此，首先通过理论研究方法阐述利益相关者和医疗机构分工协作相关概念及理论，分析利益相关者对医疗机构分工协作影响的必然性和互动性；其次，运用文献梳理、专家咨询等方法识别出影响医疗机构分工协作的关键利益相关者，并建立演化博弈模型，分析关键利益相关者参与医疗机构分工协作的稳定策略，在此基础上构建医疗机构

分工协作机制；最后，综合分析关键利益相关者参与医疗机构分工协作的实践成效及关键利益相关者满意度，从理论与实践相结合角度提出医疗机构分工协作的实现策略。

1.4.2 研究内容

本书主要围绕医疗机构分工协作过程中利益相关者的影响程度、关键利益相关者参与医疗机构分工协作的稳定策略、医疗机构分工协作机制、医疗机构分工协作实现策略等方面展开具体研究设计，主要内容如下。

1. 利益相关者视角下医疗机构分工协作理论研究

旨在对本研究所涉及的相关理论及相关定义进行阐述与分析，并探讨利益相关者对医疗机构分工协作的影响。基本概念梳理：在明确我国医疗卫生服务体系和分级诊疗制度建设等相关定义的基础上，梳理医疗机构分工协作政策，总结并归纳出医疗机构分工协作基本内涵。相关理论阐述：对本书所涉及的利益相关者理论、分工理论、协同理论、系统理论等理论进行全面分析与解读，为探讨医疗机构分工协作奠定理论基础。利益相关者对医疗机构分工协作的影响：主要从利益相关者影响医疗机构分工协作的必然性和互动性进行分析，为下文基于利益相关者视角构建医疗机构分工协作机制奠定理论基础。

2. 参与医疗机构分工协作的关键利益相关者识别

明确参与医疗机构分工协作的关键利益相关者具体包括哪些，进而以参与医疗机构分工协作的关键利益相关者作为贯穿全文的脉络。首先，通过文献梳理全面归纳出参与医疗机构分工协作的利益相关者；其次，归纳专家筛选出的影响医疗机构分工协作的主要利益相关者，并分析各利益相关者参与医疗机构分工协作的作用机理；最后，根据米切尔三维属性分类方法，从合法性、重要性和紧急性 3 个属性维度对筛选出的 10 类主要利益相关者进行评分和检验，进而识别出影响医疗机构分工协作的关键利益相关者。

3. 关键利益相关者视角下医疗机构分工协作机制构建

旨在明确关键利益相关者参与医疗机构分工协作的行为策略，从而构建医疗机构分工协作机制。基本假设的提出与模型构建：在理论研究的基础上，提出政府、城市综合医院管理者、患者（居民）三类关键利益相关者策略选择的基本假设，并建立相应的复制动态方程，分析其参与分工协作的行为策略。关键利益相关者参与分工协作的稳定性分析和数值实验：对上述演化博弈模型进行求解，通过参数分析和数值实验详细探讨各关键利益相关者在博弈过程中如何达到稳定策略。医疗机构分工协作机制构建：详细分析各关键利益相关者如何嵌入医疗机构分工协作策略，并重点探讨如何通过制度更好地发挥关键利益相关主体在其中的作用，进而构建关键利益相关者视角下医疗机构分工协作的具体内容。

4. 分级诊疗背景下医疗机构分工协作满意度研究

基于镇江市两大医疗集团内医疗机构分工协作工作实践，分析医疗机构分工协作实践成效和关键利益相关者利益诉求满意度。集团内医疗机构分工协作改革举措解析：在分析镇江市两大医疗集团成立的背景前提下，解析关键利益相关者视角下医疗机构分工协作改革举措。集团内医疗机构分工协作整体运行情况分析：对镇江市两大医疗集团内医疗机构纵向整合的效果进行分析，探讨改革后取得的成效和存在的问题。关键利益相关者参与医疗机构分工协作满意度研究：基于关键利益相关者视角分析其参与医疗机构分工协作的利益诉求，通过半结构式访谈及问卷调查等方法探讨关键利益相关者满意度。

5. 分级诊疗背景下医疗机构分工协作实现策略

结合上述理论研究和实证研究结果，围绕医疗机构分工协作的目标，提出注重顶层设计以确立政府公平正义的引导策略、强化功能定位以确立城市综合医院管理者责权明晰的参与策略、构建信任机制以确立患者（居民）合理高效的选择策略、围绕改革目标以确立其他利益相关者联动整合的协作策略、利用现代化技术手段发展“互联网 + 医疗”等分级诊疗背景下医疗机构分工协作的具体的实现策略，以期为全面建立分级诊疗制度奠定理论基础，也为其他地区不同层级医疗机构分工协作提供理论指导或经验借鉴。

1.4.3 研究方法

1. 文献研究法

通过归纳、梳理和总结现有文献中关于利益相关者、医疗机构分工协作的相关研究，全面了解医疗机构分工协作在分级诊疗制度建设和医药卫生体制改革过程中承担的角色地位、作用以及利益相关者理论在其中的发展与应用，为本书深入探讨基于利益相关者视角的医疗机构分工协作策略提供重要的理论支撑。

2. 理论研究法

全面梳理利益相关者理论、分工理论、协同理论、系统理论等相关理论，对我国医疗卫生服务体系历史沿革、分级诊疗目标及定义、医疗机构分工协作内涵进行梳理与界定，对利益相关者参与医疗机构分工协作的必然性和互动性进行分析，为本书研究奠定理论基础。

3. 专家评分法

通过文献梳理和专家筛选归纳出影响医疗机构分工协作的利益相关者，在此基础上结合米切尔三维属性分类方法，邀请业界专家从合法性、重要性和紧急性三个属性维度对利益相关者进行评分并进行检验，进而识别出影响医疗机构分工协作的关键利益相关者。

4. 演化博弈

分析关键利益相关者参与医疗机构分工协作的影响机理并建立相应博弈模型，探索各关键利益相关者之间的行为博弈关系，运用演化博弈的方法构建不同策略下的复制动态方程并分析其稳定策略，运用数值实验验证各关键利益相关者促进医疗机构分工协作的稳定策略。

5. 实证研究法

基于镇江医疗集团内医疗机构分工协作改革，分析镇江市两大医疗集团参与医疗机构分工协作的改革举措与整体运行效果，并基于关键利益相关者视角分析各主体在参与分工协作中的利益诉求和满意度，为下文提出医疗机构分工协作实现策略提供实践经验。

1.4.4 技术路线

基于上述研究内容和研究方法，本书的技术路线如图 1－1 所示。

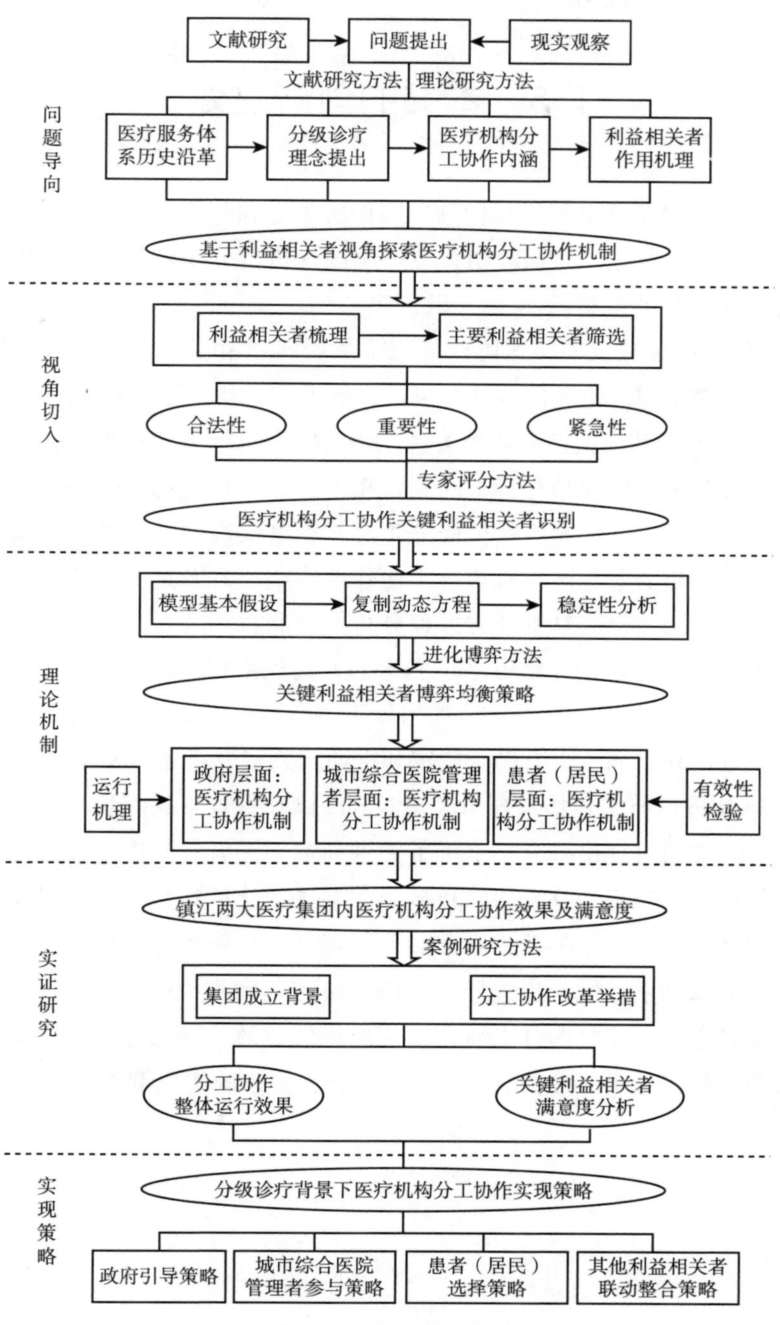
文献研究
问题提出
现实观察
文献研究方法 理论研究方法
问题导向
医疗服务体系历史沿革
分级诊疗理念提出
医疗机构分工协作内涵
利益相关者作用机理
基于利益相关者视角探索医疗机构分工协作机制
视角切入
利益相关者梳理
主要利益相关者筛选
合法性
重要性
紧急性
专家评分方法
医疗机构分工协作关键利益相关者识别
理论机制
模型基本假设
复制动态方程
稳定性分析
进化博弈方法
关键利益相关者博弈均衡策略
运行机理
政府层面：医疗机构分工协作机制
城市综合医院管理者层面：医疗机构分工协作机制
患者（居民）层面：医疗机构分工协作机制
有效性检验
镇江两大医疗集团内医疗机构分工协作效果及满意度
案例研究方法
实证研究
集团成立背景
分工协作改革举措
分工协作整体运行效果
关键利益相关者满意度分析
实现策略
分级诊疗背景下医疗机构分工协作实现策略
政府引导策略
城市综合医院管理者参与策略
患者（居民）选择策略
其他利益相关者联动整合策略

图1－1　本书技术路线

1.5 本书的创新之处

（1）识别出了促进医疗机构分工协作的关键利益相关者。本书根据米切尔三维属性分类方法，对利益相关者影响医疗机构分工协作的合法性、重要性和紧急性3个维度进行分类，识别出政府、城市综合医院管理者、患者（居民）为影响医疗机构分工协作的三类关键利益相关者，为构建医疗机构分工协作机制奠定理论基础，同时也进一步丰富了利益相关者理论。

（2）构建了基于关键利益相关者视角的医疗机构分工协作机制。不同于以往研究多从整体性视角分析不同利益相关者在医疗机构分工协作过程中的行为及作用，本书从影响医疗机构分工协作程度最高的三类关键利益相关者视角出发，分析其参与医疗机构分工协作的影响机理及选择行为，并建立演化博弈模型，通过建立复制动态方程分析关键利益相关者参与医疗机构分工协作行为的稳定策略，进而构建起了基于关键利益相关者视角的医疗机构分工协作机制。这不仅有助于医疗机构分工协作这一难题的解决措施具体化、责任化、导向化，而且也有助于制定和推动相关政策落地与应用。

（3）从理论与实践相结合角度探索分级诊疗背景下医疗机构分工协作实现策略。本书通过理论研究，分析了关键利益相关者参与医疗机构分工协作策略，构建了医疗机构分工协作机制，并基于社会网络视角，通过衡量关键利益相关者之间的合作关系和协调一致的程度，检验医疗机构分工协作的有效性。在此基础上，进一步选择镇江两大医疗集团作为研究对象，解析关键利益相关者参与医疗机构分工协作改革取得的成效及满意度，从理论与实践相结合角度提出分级诊疗背景下医疗机构分工协作的实现策略。

第2章　相关概念与理论基础

2.1　相关概念

2.1.1　医疗卫生服务体系

回望五千年生命科学史，中国一直延续着以传统中医学为主体、个体行医为主要形式的医疗模式。19世纪初，英、美等国家的传教士开始在中国沿海一带开设诊所，兴办教会医院，西医开始传入中国。20世纪辛亥革命之后，政府举办医疗事业在中国开启，尤其在1919～1949年，医疗卫生事业发展迅速，形成了以政府办医为主，由教会、社会人士办医和个体医组成的按辖区划分的医疗系统，但各个主体相对独立、各自为政，因此还不能称作医疗卫生服务体系。

新中国成立后，第一届全国卫生会议明确了卫生事业的福利属性，并把医疗事业纳入国民经济发展计划，要求医疗机构全部由政府和集体兴办、杜绝个体行医，并建立起一套按行政辖区划分、自上而下进行业务指导的城市和乡村两个三级医疗保健网。城市三级医疗保健网的构成：一级医疗机构，包括街道医院、诊所、门诊部及企业医疗机构；二级医疗机构，包括区级医疗机构和相同规模的企业医疗机构；三级医疗机构，包括所在市的省、市综合医院、教学医院及专科医院。农村三级医疗保健网的构成：一级医疗机构，包括村（大队）卫生所及相近的企业医疗机构；二级医疗机构，包括公社（区、乡）卫生院；三级医疗机构，包括区级医院、防治中心。在城乡两个三级医疗保健网内，一级医疗机构承担着地段内人口的初级保健任务，遇到超出自身能力范围的病人，可请求上级医疗机构协助或直接转诊至上级机构。二级医疗机构提供门诊和住院服务，同时在连接上下级医疗机构间起着承上启下的作用。三级医疗机构除了完成自身医疗、科研等任务外，还需承担接收下级医疗机构转诊来的病人、培训下级医疗机构人员等任务。“文革”期间，城市和乡村两个三级医疗保健网全部断裂，医疗卫生资源逐步向城市集中，农村医疗卫生资源开始紧缺，居民“看病难、看病贵”等问题突出。为缓解供需矛盾，保障医疗体系正常运转，1980 年初，政府开始实施诸如“以药养医”等经济导向型卫生政策，以增加医院收入、扩大医疗服务供给。这些措施在一定时期内缓解了医疗机构资金短缺问题，增加了医疗机构的经济收益，但这些政策并不符合医疗服务的根本宗旨。党的十一届三中全会后，关于医疗卫生服务体系是全面市场化还是政府主管一直是学界争论的话题。1996 年全国卫生工作会议将卫生事业定性为具有一定福利性质的社会公益事业，之后，我国医疗卫生服务体系改革进入加速期，将医疗卫生服务体系定义为由一定区域内设置的各种医疗服务机构编制的网状系统，目的是为满足广大人民群众对医疗卫生服务多层次的需求，形成集门诊、住院、急救、康复等一体化的医疗卫生服务网络。

2015 年 3 月，国务院办公厅印发《全国医疗卫生服务体系规划纲要(2015—2020 年)》，指出医疗卫生服务体系主要包括医院、基层医疗卫生机构和专业公共卫生机构等（见图 2 - 1）。医院分为公立医院和社会办医院。其中，公立医院分为政府办医院（根据功能定位主要划分为县办医院、市办医院、省办医院、部门办医院）和其他公立医院（主要包括军队医院、国有和集体企事业单位等举办的医院）。县级以下为基层医疗卫生机构，分为公立和社会办两类。专业公共卫生机构分为政府办专业公共卫生机构和其他专业公共卫生机构（主要包括国有和集体企事业单位等举办的专业公共卫生机构）。根据属地层级的不同，政府办专业公共卫生机构划分为县办、市办、省办及部门办四类。

尽管我国医疗卫生服务体系已初具规模，然而医疗卫生资源总量不足、质量不高、结构与布局不合理、服务体系碎片化、部分公立医院单体规模不合理扩张等问题依然突出。一是与经济社会发展和人民群众日益增长的服务需求相比，医疗卫生资源总量相对不足，质量有待提高。每千人口执业（助理）医师数、护士数、床位数相对较低。执业（助理）医师中，大学本科及以上学历者占比仅为 45%；注册护士中，大学本科以上学历者占比仅为

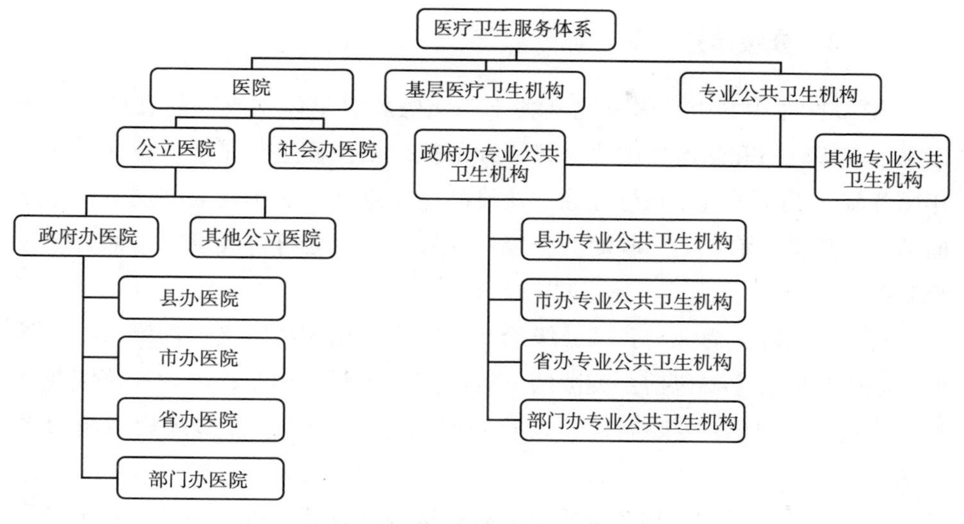

图2-1　全国医疗卫生服务体系

资料来源：《全国医疗卫生服务体系规划纲要（2015-2020年）》。

10%。二是资源布局结构不合理，影响医疗卫生服务提供的公平与效率。西部地区医疗卫生资源质量较低。基层医疗卫生机构服务能力不足，利用效率不高。中西医发展不协调，中医药（含民族医药，下同）特色优势尚未得到充分发挥。公共卫生服务体系发展相对滞后。公立医疗机构所占比重过大，床位占比近90%。资源要素之间配置结构失衡，医护比仅为1∶1，护士配备严重不足。专科医院发展相对较慢，儿科、精神卫生、康复、老年护理等领域服务能力较为薄弱。三是医疗卫生服务体系碎片化的问题比较突出。公共卫生机构、医疗机构分工协作机制不健全、缺乏共享机制，各级各类医疗卫生机构合作不够、协同性不强，服务体系难以有效应对日益严重的慢性病高发等健康问题。四是公立医院改革还不到位，以药补医机制尚未有效破除，科学的补偿机制尚未建立，普遍存在追求床位规模、竞相购置大型设备、忽视医院内部机制建设等粗放式发展问题，部分公立医院单体规模过大，挤压了基层医疗卫生机构与社会办医院的发展空间，影响了医疗卫生服务体系整体效率的提升。五是政府对医疗卫生资源配置的宏观管理能力不强，资源配置需要进一步优化。区域卫生规划实施过程中存在权威性与约束性不足、科学性和前瞻性不够等问题，规划的统筹作用和调控效力有待增强。

2.1.2 分级诊疗

自2009年中共中央国务院《关于深化医药卫生体制改革的意见》颁布以来，各级政府和学术界围绕分级诊疗的概念及内涵进行了诸多探讨。2015年国务院《关于推进分级诊疗制度建设的指导意见》提出建立基层首诊、双向转诊、急慢分治、上下联动的分级诊疗模式，建立符合我国国情的分级诊疗制度。

目前，国际上尚无与我国分级诊疗制度完全相应的定义或内涵，与之类似的制度与概念主要包括：英国的三级医疗卫生服务体系，英国和德国建立的“守门人”、医疗转诊制度，以及协同医疗服务和整合型医疗卫生服务体系。

（1）三级医疗卫生服务体系。为有效缓解患者就医难的问题，英国最早构建了三级医疗卫生服务体系，具体分为基层医疗机构、二级医疗机构和三级医疗机构。基层机构主要承担区域内的常见病、慢性病、多发病及卫生保健服务；二级机构主要承担一些疑难杂症及一般性手术；三级机构主要承担重大疾病、罕见疾病的治疗及医学生的培养和科研工作。

（2）“守门人”制度。“守门人”制度实施最严格的当属英国和德国，具体是指患者在需要医疗卫生服务时，应当首先选择到家庭医生处进行基层首诊，家庭医生拥有该患者的全部健康档案，在家庭医生诊疗范围之外或超出全科医生诊疗能力范围则由家庭医生开具相应的转诊证明，将其转往上级医疗机构就诊。转诊后，家庭医生仍然需要对患者的诊疗工作进行管理和协调。患者如果跳过家庭医生首诊直接选择前往上级医院就诊，则需要支付高额的医疗费用。美国、澳大利亚、日本等国家虽然没有强制执行“守门人”制度，但也根据各自医疗卫生服务体系状况形成了较为有序的基层首诊秩序。

（3）医疗转诊制度。广义的医疗转诊是指居民或患者更换医疗卫生服务提供者的过程，狭义的医疗转诊则指发生在全科医生和专科医生或医院之间的服务转换过程，根据转诊行为则可将医疗转诊分为使用者转诊和提供者转诊。使用者转诊是居民或患者根据自身需要从某一种医疗服务提供机构转向另一医疗服务提供机构的过程。提供者转诊是医疗服务提供者之间交换患者的过程，这种交换可以发生在医疗机构内部、不同区域、层次、等级，以及不同专业性医疗机构之间。

（4）协同医疗卫生服务体系。协同医疗卫生服务体系主要包含以下3种特点：一是指医疗服务提供者对有医疗服务需求个体的医疗性、功能性、社会性和情感等进行综合评价；二是指医疗服务机构及医护人员之间相互协作，为区域内居民或有医疗需求的患者提供一体化、整合型的医疗服务模式；三是监测和记录患者就医全程，及时发现存在的问题。具体又可以分为“病例管理”和“疾病管理”两种类型，前者主要针对身体体质较弱，经常需要医疗服务的患者，这些患者经常出现包括身体、生理或功能障碍等多种疾病；后者往往针对那些可以明确诊断的、病因单一的患者。协调医疗服务的最主要目的是为了提升居民健康水平和缓解居民“就医贵”问题。

（5）整合型医疗卫生服务体系。根据英国学者赫伯特·斯宾塞的观点，整合应当是向个体或组织提供具备连续性和协同性的一个服务系统并在经济学、社会学及哲学领域得到广泛的应用和发展。随着整合理论应用于医疗卫生服务领域，构建基于患者整体医疗观的整合型医疗卫生服务成为联系和协调医疗卫生服务系统各个功能、最终达到满足和完善患者需求的目标；2005年美国学者恩托文（Enthoven）提出“整合型医疗服务提供体系”理论，认为需在不同级别的医疗机构之间、医务人员之间通过合作等形式进行管理或运作，为患者提供高效、安全、相互衔接的整体化健康服务；英国学者结合患者慢性病管理提出了医疗卫生服务体系整合的6大要素，具体包括：功能整合、组织整合、专业整合、临床整合及规范整合（Fulop，Mowlem and Edwards，2005）。2008年世卫组织（WHO）给出了整合型医疗卫生服务体系的定义，是指对医疗卫生体系内的各项资源进行重组和配置，在患者需要的情况下可以从中获取系统性、一体化的医疗卫生服务，产生理想的健康效果和相应的经济价值。

国内有关分级诊疗的研究大多始于2009年新医改政策实施之后，诸多学者对分级诊疗定义也有多种阐述，具体包含以下几种。

（1）在内容方面，学界普遍认为分级诊疗是以基层首诊、双向转诊、急慢分治、上下联动为核心内容的，整体化、无缝隙的健康管理流程及制度安排，其内涵是明晰各级医疗卫生服务机构功能定位，根据其规模、服务能力和外部环境等进行合理分工与布局；在系统层面，以区域医疗卫生资源整合为基础，从医疗卫生资源的数量、规模、结构等层面进行划分，平衡医疗服务效率和质量；在组织层面，需对医疗机构的功能定位及专业职能进行划分，医疗服务价格和医疗保险实行分级定价、分类支付报销；在个体层面，制定临床诊疗分级标准、制定管理能级划分、患者根据病情实现合理分流，最终促使医疗机构间的各个要素趋于合理、平衡，实现医疗卫生整合系统。

（2）在就医秩序方面，分级诊疗被认为是改善就医秩序、规范诊疗流程的有效手段，是按照疾病的轻重缓急程度进行分级，引导患者及医疗机构将常见病、多发病、慢性病等一般门诊、康复及护理等工作引导到基层医疗机构，急性病、重大疾病等归纳到专业性机构及城市医疗机构，不同级别的医疗机构承担各自不同的医疗任务，促进医疗机构分工协作，提升医疗卫生资源利用效率，逐步建立基层首诊、双向转诊、急慢分治、上下联动的新模式。

（3）在全科医学视角下，基础医疗保健与专科服务和医疗卫生服务体系之间的分工协作，全科医生或家庭医生作为患者就诊的第一选择；病情危重或紧急时，患者持全科医生的转诊证明，前往专业性强的城市医疗机构就诊，在全科医生的组织协调下，病人在医疗卫生服务体系过程中有序转诊并形成连贯一致的医疗卫生服务。

（4）在资源整合方面，我国现阶段倡导医疗卫生资源纵向整合，强调各层级医疗机构间的医疗设备、仪器、病床等有形医疗卫生资源和医疗技术、知名专家的声誉等无形医疗卫生资源协同共享。通过区分基层医疗机构与城市大医院的功能定位，利用行政治理或医保支付方式改革等措施优化患者就医秩序，推动医疗卫生资源、服务和患者下沉，逐步实现“基层首诊、双向转诊、急慢分治、分级诊疗”的最终目标。

（5）在制度设计方面，分级诊疗本质是由一系列规章制度、约束机制作为保障，旨在促进不同层级、不同类别医疗机构间的分工协作。目前我国的分级诊疗制度构建主要包含七个要点：一是顶层设计分级诊疗宏观调控机制，二是培养一支合格的全科医生队伍，三是明确城市医院和基层医疗机构的功能定位，四是推动医疗机构间的横向及纵向整合，五是完善相应的医保支付方式，六是制定相关转诊制度、管理制度、共享制度，七是完善分级诊疗相关的财政制度、人事薪酬制度和激励约束机制。

综上可知，分级诊疗是以高效的人才保障机制、适宜的药品供应机制和互联互通的信息共享机制为核心，明确不同级别医疗机构的分工协作机制，完善现有的筹资支付机制，向居民提供连续性的、覆盖全生命周期的预防、医疗、康复、护理等一体化的服务。分级诊疗是一项涵盖了众多体制机制要素的制度安排，是不断优化和完善现有医疗卫生服务体系的动态过程，也是为居民提供连续性、协同性的整合型医疗服务模式，其目的是将有限的医疗卫生资源发挥出最大的效用，促进基本医疗卫生服务的公平、可及。

2.1.3 医疗机构分工协作

随着现代医学进步，人们对健康的认识更加清晰，诊疗手段和管理方式也更加具备针对性。现代医学的高度专科化分工、管理方式变化以及不同利益相关者间的行为博弈造成了新时代医疗卫生服务供给日益精细化、零散化。正是这样的技术要求成为了医学技术水平成为现代医学追求的首要目标，而对提供更加合理、高效、连续的医疗服务供给则考量不足。此外，居民对健康的需求也呈现出多元化、多层次的特质、不断增长的健康需求和现阶段医疗卫生服务供给形成突出矛盾，当前医疗服务系统已无法满足居民日益增长的健康需求，也难以解决当前医疗系统领域存在的现实难题。

在此背景下，医疗机构分工协作理念应运而生，其是指在政府主导和符合医学科学本质规律的前提下，明确不同层级、不同类别医疗机构功能定位，保障居民基本医疗卫生服务公平性和可及性，提升医疗卫生服务体系的运行效率，在一定范围内引导各医疗机构在不同服务领域、服务职能等方面进行分工协作。从宏观层面看，基层医疗卫生机构负责提供初级卫生保健和常见病、慢性病、多发病等基本医疗服务需求，各级综合医院负责提供专科医疗服务，而特大型医疗机构则以治疗疑难重症和科学研究、教育培训为主。各医疗机构根据自身功能定位实行分工的同时，还需在疾病预防、健康教育、人员培训、科学研究和技术指导等方面开展协作，形成连续的、一体化的、整合型的分级诊疗服务体系，从而最大程度保障居民健康。

2009 年《国务院关于深化医药卫生体制改革的意见》指出，构建城乡医疗卫生机构分工协作机制是医疗卫生领域改革的重点工作，是合理配置医疗卫生资源、保障基本医疗卫生服务公平可及的有效途径。近年来，各地区政府部门加大了对基层医疗卫生机构的经济投入，在制度上探索构建包括医联体、医疗集团等协作模式，带动基层医疗卫生机构发展和能力提升。但实际运行效果并不理想，医疗服务体系碎片化、患者就医秩序紊乱、医疗资源浪费等问题依旧突出。2015 年国务院办公厅出台《关于推进分级诊疗制度建设的指导意见》进一步指出，构建城乡医疗卫生机构分工协作机制需要充分发挥不同举办主体医疗卫生机构在其中的作用。然而，在政府投入整体不足、居民健康需求不断提升、不同层级医疗卫生机构各自为政等背景下，多数城乡医疗卫生机构呈现非协作性竞争关系，体系内各专业自治主体为了寻得自身发展容易产生诱导需求，过度提供或选择性提供医疗服务，这种无序的竞争手段直接导致医疗资源的浪费、系统效率降低。因此，从理论上科学解析城乡医疗卫生机构间的竞合关系，识别不同利益相关主体行为反应的影响因素，并采取有效措施促使不同主体回归理性，将有助于推动城乡医疗卫生机构协作、缓解群众“看病贵、看病难”问题和提升医疗卫生资源利用效率。

不同层级、不同类别医疗卫生机构在保障社会公益性的基础上，为了维护自身运营发展，存在着协作与不协作的选择策略。双方的协作机制主要表现为城乡医疗卫生机构能够与政府制定的政策或路径达成一致。一方面，政府政策的落实必须依赖于城乡医疗卫生机构的配合，而城乡医疗卫生机构的发展又寄希望于政府的政策激励和保障机制；另一方面，政府部门有权力和责任对医疗卫生机构进行宏观调控，医疗卫生机构则遵循政府部门规定的社会公益性特质。双方的不协作主要是理性水平及目标的差异所致。通常来讲，政府部门会基于现有医疗卫生资源的稀缺性和区域间的不均等化进行考量，从长远角度进行宏观调控，将人人享有基本医疗卫生服务和可持续发展作为主要目标；而医疗卫生机构则很自然地会以医院运营发展为出发点，容易产生逐利行为或不正当竞争手段。

宏观层面上，协作可以有效提高医疗服务系统的运行效率，降低服务成本，实现居民快捷、方便的诊疗意愿，充分提高资源的配置及使用效率，确保人人享有基本医疗卫生服务和整体健康水平的提升；微观层面上，协作可以有效缓解城市医院的就诊压力、防范医患纠纷，令其更有效地应对专科疾病和重大疾病的研究诊疗工作；社区卫生服务机构也能够充分发挥自身固有的地缘优势，加强常见病、多发病的治疗，注重对慢性病患者的健康管理，提升医疗服务能力和患者满意度，在获得业务利润的同时也可以获取政府的相关补助。

严格来讲，城乡医疗卫生机构竞争也比较普遍，在现实背景下，城市医院凭借其人才、技术、仪器设备等方面优势，吸引了众多患者选择直接前往城市医院就诊，同时城市医院为了追求利润，在患者术后康复期不能及时实施下转。为应对“一号难求”“看病难”等问题，城市医院规模无限扩张，医疗卫生资源和患者进一步流向城市医院，这在一定程度上提升了城市医院的业务收入，但也增加了城市医院的投入成本和管理难度，同时造成了社区卫生服务机构业务量不足和医疗卫生资源浪费等问题。社区卫生服务机构在政府的财政投入和调控作用下，采取提高患者报销比例等措施，提升了基层医疗机构的竞争实力，然而其医疗服务能力、经济收入、就医环境、发展空间相对于城市医院依旧落后，城市医院医生前往社区卫生服务机构执业的意愿不强、基层首诊率得不到保障。因此，不同层级机构间容易采取恶性竞争手段（如发布虚假广告）抢占医疗市场。

在市场经济体制改革的背景下，城市医院在医疗服务过程中占据着绝对的优势，拥有大量的医疗卫生资源和患者。不难理解，由于城市医院和社区卫生服务机构缺乏共同的利益协调和分配机制，且过程中各主体均具有理性经济人的特征，所以很难实现持续的分工协作。公立医疗卫生机构保持着社会公益性的特质，同时其又承担着“确保人人享有基本医疗卫生服务”的重担，这时就需要政府进行宏观调控。因此，可以进一步推断，城乡医疗卫生机构的理性水平应属于有限理性，其策略反应会受到自身环境的变化及政府政策的影响并逐渐形成一个动态的调整过程，且该过程在不断演化中趋向于平衡，并最终演化为稳定的博弈策略。

上述分析涵盖了医疗机构分工协作的起因、内容和使动因素，是较为理想化的医疗机构分工协作模式。医疗机构分工协作机制的建立涉及多方利益相关者，结合我国现阶段医疗卫生服务体系现状分析，本书认为，医疗机构分工协作需分步探索、循序渐进。学者余红星指出，目前不同层级间的医疗机构进行整合或组建医联体可以看作医疗机构分工协作的初级模式，可以借鉴和推广，而城市综合医院间的横向联合则不宜看作分工协作模式。

2.1.4 医疗医联体

医疗联合体的概念首先是在“十二五”规划实施中提出来的，目前已经在上海、广州、北京等地出现。它是由区域内三级医院牵头，并联合该区域内的二级医院和社区医疗卫生机构组成的“联合体”模式，在这个联合体内居民可以就近就医，各单位之间实现双向转诊。大小医院之间可以实现互利互惠，扬长避短，有利于提高小医院的技术与信誉，同时有利于大医院专科建设和发展，更有利于患者就医，解决了群众社区就医难和大医院人满为患的问题。

实现患者信息在联合体内的医疗机构间共享，是医联体的最基本的目标和最大贡献。随着医院信息化的发展，医疗机构都会建设自己的医疗信息系统，实现医疗信息的电子化，由于目前对医疗系统没有统一的规则，会呈现出医疗系统形式多样化现象，彼此系统间很难兼容，就形成了一个又一个的信息孤岛，为医疗信息共享平台的建设带来了很大的困难。近年来，随着信息技术尤其是云计算技术的快速发展，医疗机构间的信息孤岛现象将会被打破，不同医疗机构间的医疗信息将可以进行有效的共享，这将有效提高国家的医疗的卫生服务水平，对实现不同医疗机构间的协同提供有效低成本解决手段。

医联体模式会在每个医疗机构之间建立一种资源共享、优势互补、互惠互赢、联动发展的合作机制。具体表现在以下几个方面：首先，医联体信息平台的建立，可以实现医疗机构间的信息共享，避免信息孤岛现象的发生，加强各成员之间的联系和沟通，不仅可以降低医疗信息化建设中的开发成本，还可以降低医疗机构的运营成本和患者的就医成本；其次，医联体模式可以加强三级医院和基层医院之间的联系，加强相互间的技术交流，解决基层医护能力不足的问题，同时也可以间接提高基层医疗机构的医护能力；最后，可以吸引更多的患者到基层医疗机构就诊，不仅可以提高基层医疗机构的收益，同时也可以缓解大医院的压力，有效实现资源利用率最大化，更好地惠泽于民。

2017 年，原国家卫健委和国务院办公厅相继出台《关于开展医疗联合体建设试点工作的指导意见》和《关于推进医疗联合体建设和发展的指导意见》，提出启动多种形式的医联体建设试点工作，组建“城市医疗集团”“县域医共体”“跨区域专科联盟”和“远程医疗协作网”四类医联体模式。基于当前实践可知，我国多数地区的医联体建设模式尚处于探索改革阶段，经历了不同管理体制、运行机制等方面工作的探索实践，功能定位也逐步转向“全方位全周期保障人民健康”为中心，“供给侧”“治理侧”和“需求侧”方面。无论是何种医联体发展模式，均对基层医疗机构高度重视，包括通过对口帮扶、专家下沉、远程医疗等手段，促进优质医疗资源下沉，提高基层医疗机构的服务能力，在一定程度上有效控制了医疗费用的快速增长，但由于各地在组建医联体时的侧重和措施有所不同，也产生了独具特色的成效。

通过组建医疗联合体，基层医疗机构得到上级医院在技术、设备、人员等方面的支持，有效提升了服务能力，促进小病、常见病、多发病、慢性病患者回归一级、二级医院和社区卫生服务中心就诊。如大连市通过开展医联体建设，使得医共体内乡镇卫生院门诊人数增长率达到43%，住院人数增长率达到58.3%，手术量增长率达到34%，医共体总院介入治疗数量增长率为9.2%，三级、四级手术占比达到32.21%，平均住院时长从10.17日下降到8.96日，全市县域内患者就诊率稳定在85%左右，基本实现大病不出县目标；广州市花都区医联体基层业务量大幅上升，2018年基层医疗机构（社区卫生服务中心和卫生院）门急诊量同比增长18.0%，住院量同比增长13.7%，基层医疗机构门急诊量占全区比重增加3.9个百分点，住院量占全区比重增加1.4个百分点，基层首诊率稳步提升。

将患者留在基层，不仅减轻了医院的诊疗负担，还有效地降低了患者的人均诊疗费用。以深圳市罗湖医院集团的核心医院罗湖区人民医院为例，2017年住院次均费用较2016年下降422.02元，值得注意的是，住院次均费用较医保部门制定的结算标准低了1404元。除此之外，2017年罗湖区人民医院医保住院患者自付比例仅为13.51%（不含异地就医），居民就医负担降低。同样，大连市2018年全市公立医院医疗费用增长率平均为8.06%，公立医院门诊病人和住院病人次均医药费用分别为300.19元和12898.53元，分别低于全国门诊平均费用326.2元和人均住院费用13577.9元。患者就医负担的减轻，是最为直观的成效之一。

各城市医联体为推进分级诊疗制度落实，纷纷采取切实有效的手段构建配套服务体系。其中不难发现，深圳市罗湖区和镇江市更加注重为居民提供全方位、全周期的健康服务。深圳市罗湖医院集团通过医卫融合、教卫融合和医养融合，根据居民所处的不同生命阶段，提供不同的诊疗与预防服务；镇江市通过健康引领、医防结合和医养融合，围绕“大健康”的理念，满足不同人群的健康需求。养老机构、学校和健康人群都是促进分级诊疗制度成功的重要影响因素，有利于促进医联体配套服务体系的发展，实现“防治结合”的良好局面，对促进居民健康具有重要意义。

天津市河北区创新性地开展医联体“师带教”活动，这类似于中医中的“师承教育”。即按照“双向选择、自愿结对”的原则，由三级医院医师与基层医师组成师徒带教对子。上级医院医师每周对基层学员进行带教指导，讲授临床基础知识，传授临床诊疗经验，有效增强基层医师对常见病、多发病、慢性病的诊疗能力。而其他城市或地区，多采用上级医院专家至基层坐诊的方式，以提升基层医疗机构的诊疗服务能力。

2.2　理论基础

2.2.1　利益相关者理论

利益相关者理论最早应用于企业管理和公司治理。该理论认为，企业本质上是由各不同利益相关者组成，企业的生存和发展不仅依赖股东所投入的股权资本，还依赖各利益相关者投入企业生存和发展所需要的相关资源；企业的剩余控制权和剩余索取权应当以各利益相关者所提供的资本为基础进行安排，而不应集中分配给股东；企业的最终目标是为企业内所有的利益相关者创造价值和回报，而不仅仅是追求股东利益的最大化（Jawahar and Mclaughlin，2001）。言下之意即利益相关者会向企业投入其生存和发展所必需的资本，且承担相应的风险和责任。因此，企业在运营决策过程中应当考虑和关注各利益相关者的利益诉求并尽量满足，否则利益相关者会撤出其资本，进而影响到企业的生存和发展。另外，各利益相关者间的利益诉求不尽相同，其实现程度或满意度均具备差异性，这些都会对企业组织目标的达成产生重要的影响（Costa and Menichini，2013）。由此可见，如何满足与协调各利益相关者间的利益诉求，从而寻求一种稳定策略是各企业需解决的一项重要任务。

利益相关者是在公司内部有着合法利益的个人或者组织，所有利益相关者不仅要积极考量自己的利益，而且要同时关注其他利益相关者的合法利益，使各方利益最大化。这就要求所有利益相关者对公司的政策具有管理权或者具有施加影响的权力。利益相关者理论可以对企业运作和管理进行相关道德评价、管理哲学思想的指导，利用利益相关者的哲学思想进行公司管理，与传统管理方式相比会更有效。利益相关者理论是在契约理论的基础之上丰富和发展起来的，其根基并没有超脱企业契约观范畴。

利益相关者理论的管理目标：在企业里，管理者是一类特殊的有特权的利益相关者，在有意或无意之时，管理者实施了机会主义行为和自我膨胀行为。利益相关者理论最根本的意义在于使管理者认识到不同利益相关者的利益合法性，并且在相互支持的一个框架范围之内，管理者应当努力地为其他利益者获取回报，这也是管理人员应负的道德职责。利益相关者必须在法律上享有应有的地位，以抑制管理者自利的道德风险，因此，禁止任何不当的个体自身利益最大化是利益相关者管理最根本的职责。

利益相关者理论的核心思想：公司需要与其相关的多方利益相关者建立良好的关系；良好关系是建立在双方努力的过程和绩效的基础上的；所有的利益相关者的利益都是同等重要的，没有一种相关利益可以高于其他利益相关者的利益；对于利益相关者的利益管理需要通过政策制定。

我国医疗卫生服务体系具有范围广、层级多、主体杂的特点，医疗机构分工协作必然涉及众多利益相关者。1919 年中国政府开始出资兴办公立医院，到新中国成立之后发展成为两个三级医疗保健网，并逐步形成现有的医疗卫生服务体系。政府作为出资人，其目的是保障患者“看得上病、看得起病、看得好病”，最终达到全民健康状态。在公立医疗机构运营过程中，医务人员作为基石，其付出专业技能和时间精力维护医疗机构稳定发展和帮助患者祛除或减轻病痛，同时他们也渴望得到经济回报和自身价值的体现。我国现阶段医疗机构分工协作过程中，受到现行体制和既有利益集团的双重制约，居民就医观念存在普遍的误区，更为重要的是医疗机构间的分工协作机制设计不够完善，缺乏相应的激励约束机制，特别是城市医院和基层医疗机构之间存在着明显的趋利行为和利益冲突。此外，由于基层医疗机构在医疗市场竞争中始终处于劣势，加上多数居民对基层医疗机构的服务认知不足，他们更倾向于忽略基层首诊而直接前往城市大医院就诊，这不仅导致了患者不合理就医行为的产生，也影响了医疗资源的合理配置。因此，在确定医疗机构分工协作过程中各机构间行为选择的基础上，分析不同利益相关者的利益冲突根源，寻求利益博弈稳定策略是解决医疗机构分工协作的主要策略。

运用利益相关者解决科学问题的前提是对该问题所涉及的利益相关者进行科学合理的界定与分类，这是解决问题的关键与根本（Stiglitz，1985）。众多学者基于不同视角对利益相关者进行研究，然而目前学界还缺乏统一的标准。多数学者认为利益相关者之间存在着显著的多维差异，也正是因为这类差异的存在，学者们从多个视角对利益相关者进行分类，并发现不同利益相关者对组织及组织反向影响利益相关者的诉求程度是存在的差异的。例如，在医疗卫生领域，谢添等（2015）运用问卷调查方法识别县乡两级医疗服务整合的利益相关者并分析其利益诉求；在研究方法方面，有学者基于系统动力学理论分析社区卫生服务系统各利益相关者之间的关系（Lei，2014）。这强化了学者们对医疗领域利益相关者的认识，也丰富了利益相关者理论和优化了医疗卫生服务体系。总之，学者们通过对利益相关者进行分类研究，探讨不同类型利益相关者之间存在着怎样的影响关系，进而明确各利益相关者在组织中的作用、地位和利益诉求，对获取组织效率和发展利益相关者理论具备重要意义。

2.2.2 分工理论

古典经济学家亚当·斯密最早提出了分工理论，他认为正确的制度结构是经济发展机制，社会分工则是经济发展的源泉，社会分工过程中的劳动专业化、机械智能化是提升效率、节约成本的主要因素（Rodriguez-Clare，1996）。古典经济学重点研究了社会分工的专业化、劳动分工及交换的关系。马克思进一步发展了分工理论，他将劳动分工作为经济生活的核心，将社会经济组织结构作为经济学研究的中心。在随后的一百多年里，斯密的分工理论又被蒂格勒、舒尔茨等学者进一步补充阐述，并得到了较好的发展和广泛应用，目前分工理论已涉及经济学、管理学、工学、农学、医学等领域（周绍东，2009）。

我国医疗卫生服务体系涵盖了众多利益相关者，合理分工是切实维护医疗服务系统稳定运行、保障居民健康的重要举措。柏拉图作为分工协作理论的代表，他指出需合理定位每个利益相关者的角色地位，明确利益相关者的能力，实行合理的分工协作机制。运用到医疗机构分工协作领域，即在医疗卫生服务体系内明晰不同层级、不同类别医疗机构的功能定位，依据其规模、服务能力、外部环境等因素进行合理分工与布局。埃米尔在《社会分工论》中总结认为，社会容量和社会密度是社会分工的主要原因，在社会发展的过程中，分工理论之所以不断发展和进步，是由于社会密度的恒定增加和社会容量的普遍扩张，因此在组织中利益相关者已取得联系的前提下，社会分工制度才得以实行（宣晓伟，2014）。伴随医疗服务市场规模和居民健康需求的不断增加，不同区域各类专业化医疗机构应运而生，另外，疾病谱的变化也促使医疗服务趋向更为精细化的分工模式。同时，埃米尔还指出分工不是体系内各利益相关主体的片段化、分散化，而应当建立在组织内各个利益相关者分工明确、协作互信基础之上。

分工促进了生产过程的标准化，要求各生产环节连续、互补。分工理论指出，分工不仅可以促进经济发展，且可以使得生产过程发生质变（高敬峰，2007），一是因为团队生产过程中劳动专业化对产品标准化的需要，二是连续性的生产要求每个生产者在投入时间上协调，三是每个生产环节成为互补性的投入。医疗服务供方系统实际上也是一个连续性的系统，合理化的分工应当具备明确的标准和规范，各利益相关者的功能与服务应与其他生产者构成的服务体系具备互补性、完整性和连续性，避免重复分工或无序竞争才能为居民提供连续、高效、一体化的医疗卫生服务。由于医疗机构相互协作往往是无形的，只有在服务提供之后才能对其效果进行一定的评价，加上医患双方信息不对称等因素，因此医疗机构间分工协作对契约和制度水平的依赖程度较高。还有学者分析指出，越是专业性强，分工关系紧密的商品，政策制度环境的好坏将直接决定了分工效果的优劣（苗文斌、吴晓波和李正卫，2006），因此医疗机构分工协作还需要建立在良好的政策制度基础之上。

此外，分工理论还认为伴随分工理论不断发展，在分级不断细化的过程中也会造成管理成本的提升和管理层次的冗余（Grumbach and Bodenheimer，2004），这都不利于组织效率的提升，因此有必要对不同行业进行适当整合、优势互补。医疗机构分工协作主要涵盖三种分工形式：（1）垂直分工，不同层级的医疗机构之间通过合作、托管、重组、联合体、医疗集团等方式实现医疗卫生资源共享，优势互补；（2）水平分工或横向分工，不同区域医疗机构优势专科资源，以若干所医疗机构特色专科技术力量为支撑组建专科联盟，提升重大疾病的救治能力；（3）职能分工，主要体现在同一机构内不同科室部门的专业分工和不同层级医疗机构间的功能互补，如基层医疗机构主要负责辖区内居民常见病、慢性病、多发病的诊疗和护理工作，而城市医院主要针对专业性疾病和相关医学教学等任务展开工作。应当进一步调整协作双方的利益分配机制，即使不同层级、不同类别医疗机构间的规模、服务能力、服务功能等均存在一定差别，但其实质上依然存在着显著利益冲突，通过建立合理的分工协作机制，实现利益共享是促进医疗机构分工协作的有效途径。

2.2.3 协同理论

20 世纪 70 年代，德国著名物理学家哈肯首次提出了协同理论，他认为组织在一个变动的环境中，彼此之间基于某一目标通过各个要素与外界进行物质或能量的交换，对各种资源进行整合，协调人员、组织、环节之间的匹配关系导致产生协同效应，从而使得系统在复杂要素的激烈碰撞中产生新的、适合组织内部机制和外部环境的新结构。这个新结构保证了系统在时间、空间和功能上的统一，使系统获得由无序向有序演化的协同结构（张翠华、任金玉和于海斌，2006）。

协同论是研究不同事物共同特征及其协同机理的新兴学科，是近十几年来获得发展并被广泛应用的综合性学科，它着重探讨各种系统从无序变为有序时的相似性。协同论的创始人哈肯将这个学科称为“协同学”，一方面是由于我们所研究的对象是许多子系统的联合作用，以产生宏观尺度上的结构和功能；另一方面，它又是由许多不同的学科进行合作，来发现自组织系统的一般原理。客观世界存在着各种各样的系统，社会的或自然界的，有生命或无生命的，宏观的或微观的系统等，这些看起来完全不同的系统，却都具有深刻的相似性。协同论是在研究事物从旧结构转变为新结构的机理的共同规律上形成和发展的，它的主要特点是通过类比对从无序到有序的现象建立了一整套数学模型和处理方案，并推广到更广泛的领域。它基于“很多子系统的合作受相同原理支配而与子系统特性无关”的原理，设想在跨学科领域内考察其类似性以探求其规律。

协同理论在企业管理中应用广泛、表现突出，它是企业为应对经济全球化、经济信息化、文化多元化和竞争激烈化等外部环境变化给企业带来的机遇和挑战而演绎出的新的管理理念。目前，协同理论已经得到了广泛应用和发展，出现了诸如医疗机构协同、文化协同、供应链协同、战略协同等一系列新的研究动态（刘翔，2004；郝模等，2001）。总体来看，协同理论主要包含以下观点。

（1）协同理论的研究对象多为复杂系统。管理实践中因主体识别不清而导致协同效率低下的案例比比皆是（赵怀峰、梁立强和郭长根，2006）。因此它要求管理者能够从更高的角度、更深的层次全面地看待整个复杂系统，更加需要注重认识系统的全局性和整体性。

（2）协同理论以协同有序作为其核心思想，认为整体有序是组织内不同机构协同的产物。协同理论指出，系统协同效应的发挥受到系统内部各个子系统或组成部分协同作用的影响，如果一个系统内部各个子系统之间相互冲突、相互掣肘，则必然影响系统内耗的增加，整个系统会因各主体无法协同而陷于混乱（Aliberti，Basso and Schramm，2011）。协同理论是为了消除各个子系统在协作过程中可能出现的各种冲突和摩擦，将系统内部各个主体整合在一起，从而使得各个子系统彼此之间能够为了实现共同目标而进行协作、协同，最后通过资源的整合和利用，提升资源利用效率，进而实现系统从无序向有序转变。

（3）协同机制的设计是协同理论应用的重点和难点。由于构成系统的各个子系统都有各自的目标，彼此间地理上分散、组织上独立，大多数子系统是因为相关政策要求或为了实现共同目标而临时组建在一起，因此构建合理的协同运行机制协同各主体间的行为就十分必要（刘友金和杨继平，2002）。

医疗卫生服务体系涉及主体繁多、各主体间的基本利益诉求并不一致，加上医患之间信息不对称等原因使得医疗卫生服务体系成为一个较为复杂的系统。当前，我国医疗卫生服务体系仍然呈现碎片化及层级割裂状态，患者就医秩序紊乱、各医疗机构间逐利机制严重已是不争事实，这不仅使得医疗卫生资源浪费严重，也加剧了患者“看病贵、看病难”等问题，因此整合现有医疗卫生服务体系，构建医疗机构分工协作机制成为卫生管理者及众多学者拟解决的重要难题，而协同理论为这一难题提供了新的启发与思路。

医疗服务协同主要拟达到以下目标：一是对患者的医疗性、功能性、社会性和情感性需求进行综合和多维度评价；二是医疗机构之间分工协作，为患者提供最优质的临床诊疗、自我健康教育及对生活方式转变的支持等整合服务；三是为患者建立健康档案，对其进行健康管理，旨在及时发现和解决问题。协同医疗服务可以分为病例管理及疾病管理两种类型，前者主要针对一些疑难杂症等患者，后者则主要针对一些常见病、多发病和慢性病患者，协同医疗服务的最终目的是提升居民健康水平和降低医疗费用，从而达到医患和谐的目的。

2.2.4 系统理论

系统理论指出，物质世界是以系统的形式存在的，自然界的一切组织均可以看作一个系统，系统是相互联系、相互作用的若干要素或部分结合在一起并具有特定功能、达到同一目的的有机整体，旨在对系统中的要素进行优化。康德作为系统哲学思想的代表，他认为系统的存在具备目的性并伴随相应运用，可以通过各个要素间的运动规律了解系统的发展策略。此外，康德还创造性地提出自组织系统与自组织个体两个概念，其中自组织系统是有机的，各个自组织个体通过与各有机体内部组织或其他个体相互作用产生新的功能（Atun et al.，2011）。

从哲学上说，所谓系统观点首先表达了这样一种基本思想：世界是关系的集合体，而非实物的集合体。整体性方法论原则就源于这种思想。系统科学的一般理论可简单概括如下：所谓系统是指由两个或两个以上的元素（要素）相互作用而形成的整体。所谓相互作用主要指非线性作用，它是系统存在的内在根据，是构成系统全部特性的基础。系统中当然存在着线性关系，但不构成系统的质的规定性。系统的首要特性是整体突现性，即系统作为整体具有部分或部分之和所没有的性质，即整体不等于（大于或小于）部分之和，称为系统质。与此同时，系统组成部分受到系统整体的约束和限制，其性质被屏蔽，独立性丧失。这种特性可称为整体突现性原理，也称非加和性原理或非还原性原理。整体突现性来自系统的非线性作用。系统存在的各种联系方式的总和构成系统的结构。系统结构的直接内容就是系统要素之间的联系方式；进一步来看，任何系统要素本身也同样是一个系统，要素作为系统构成原系统的子系统，子系统又必然为次子系统构成。如此，各个系统之间构成一种层次递进关系。因而，系统结构另一个方面的重要内容就是系统的层次结构。系统的结构特性可称为等级层次原理。与一个系统相关联的、系统的构成关系不再起作用的外部存在称为系统的环境。系统相对于环境的变化称为系统的行为，系统相对于环境表现出来的性质称为系统的性能。系统行为所引起的环境变化，称为系统的功能。系统功能由元素、结构和环境三者共同决定。相对于环境而言，系统是封闭性和开放性的统一，这使系统在与环境不停地进行物质、能量和信息交换中保持自身存在的连续性，系统与环境的相互作用使二者组成一个更大、更高等级的系统。

医疗卫生服务体系即为一个复杂的医疗系统，其中包含众多利益相关主体，如政府卫生部门、不同层级和不同类别的医疗机构、广泛的医疗服务需求者，以及相应的医疗保险系统、医疗信息系统、医疗协作组织系统、药品供应系统等。医疗机构竞合关系也是在这类众多复杂系统要素相互作用过程中形成的（Meng et al., 2009）。根据康德系统哲学思想，我们认为医疗卫生服务体系作为一个复杂系统，该系统内各主体均具备一定的自组织特性，可以从系统理论出发，分析不同层级、不同类别医疗机构之间具备怎样的竞合关系和如何相互依赖、相互作用并产生新的功能。

系统理论往往强调系统的整体性及动态平衡性，只有系统中各要素相互关联、协调一致，才能发挥出“整体大于部分和”的效应，与此同时，系统内部各个子系统通过与外部系统进行物质或者能量的交换，以保持自身的动态平衡。不同层级、不同类别的医疗机构形成了医疗服务提供系统，其目标应当是整体大于部分之和，但在以往研究中，学者们通常过多地关注如何发挥各级医疗机构的功能，忽略了系统的整体性（Lai，2012）。改革开放之后，在市场经济体制的背景下，竞争机制的产生引发了各个类型医疗机构间的逐利机制，各个主体对系统的影响被过度放大，此背景下的医疗卫生服务体系改革大多是“分级式”的，没有注重整体效率的提升，最终形成“级在网不在”的局面。因此，在医疗机构分工协作过程中，应当注重医疗服务提供系统的整体性、层次性、关联性和统一性，从而使得整个系统达到协调、匹配（赵昌平、王方华和葛卫华，2004）。

医疗服务提供系统受政治、经济、技术、法律、竞争等一系列外部环境的影响，并与外部系统之间存在着物质交换，且呈现出开放性特质，这不仅会引起系统内组织机构的变革，且这种变革会推动整个系统产生新的组织功能和作用，最终使得医疗服务提供主体适应我国医药卫生体制改革大环境（Yip，2012）。

2.3 利益相关者对医疗机构分工协作的影响分析

2.3.1 利益相关者对医疗机构分工协作影响的必然性

医疗机构作为医疗服务提供的载体存在，其运行效率必然涉及众多利益相关者，而利益相关者会为医疗机构有效运行进行专用性资本投入，并承担相应的成本风险，同时利益相关者也必然会要求获取医疗机构运营所创造的剩余价值，这也是利益相关者的基本利益诉求（Aertsa，Cormier and Magnanc，2008）。医疗机构分工协作可以有效整合医疗卫生资源、提升医疗服务体用效率（陆琳和马进，2011）。因此，为了实现其利益诉求，利益相关者势必会产生参与医疗机构分工协作的愿望和动机，可以说，利益相关者所提供的资本正是其参与医疗机构分工协作的根源，为了确保投资回报以及风险规避的考虑，各利益相关者会依据其在医疗机构运营中角色和定位，采用最适合的参与方式，以发挥其在医疗机构分工协作中的重要作用，从而满足自身利益诉求。

伴随市场竞争准入及居民健康需求的提升，利益相关者行为选择对于医疗机构分工协作越发重要，因此医疗服务系统应给予各利益相关者相应的剩余控制权和剩余索取权，并将其纳入医疗机构分工协作过程中，从而实现医疗服务整体效率的提升（王世权和牛建波，2009）。虽然付强（2015）、刘国恩，以及高月霞和徐崇伟（2014）等学者认为医疗机构分工协作应当依赖市场，建立有效的市场机制可以保证医疗机构分工协作目标的实现。但上述研究并没有分析市场机制与其分工协作之间的内在联系，这样就会使得医疗机构分工协作外生于市场机制，因而利益相关者无法明确自身的定位与职责，医疗机构分工协作也就难以落实到实际工作中来。孟庆跃等（2002）、余红星等（2014）指出市场机制与医疗机构分工协作具有内在逻辑的一致性，在价值创造导向下两者的一致性主要体现在两个方面。一是理论发展同源，市场机制与医疗机构分工协作都源于医药卫生体制改革的出现，整合医疗卫生资源和医疗机构分工协作是二者的理论内核。二是市场机制与医疗机构分工协作共同统一于医药卫生体制改革目标，市场机制鼓励医生自由择业、患者自由就医、允许医疗机构间自由、平等竞争，旨在提升医疗机构服务效率和患者就医满意度，而医疗机构分工协作可以避免医疗卫生资源过度浪费和缓解患者“看病贵、看病难”问题，对于促进社会整体价值的提升具有重要意义。因此市场机制必然会将医疗机构分工协作纳入其中，实现两者融合，这样将会使得医疗机构分工协作常态化，从而让利益相关者参与医疗机构分工协作成为可能。也就是说，利益相关者能够采取相应的合适的策略参与医疗机构分工协作的具体工作，从而提高医疗服务整体效率和降低资源浪费，同时又能满足自身的利益诉求。

2.3.2 利益相关者对医疗机构分工协作影响的互动性

利益相关者和医疗机构分工协作融合问题一直是学者们关注的重点和热点话题，但此类研究还处于起步阶段，缺乏系统探索利益相关者参与医疗机构分工协作的理论基础，也无法为医疗机构分工协作进行有效的实践指导。

回顾现有文献发现，诸多学者就医疗机构分工协作的影响因素进行了研究，注重全科医生培养、优化资源配置、完善的医疗转诊制度等可以对医疗机构分工协作产生重要影响（余红星等，2014）。然而这类结论是相对零散且分散的，并没有能够挖掘出参与医疗机构分工协作的真正原因，同时，学界也缺乏对这一问题的深入分析，因而无法严格揭示医疗机构分工协作的实现策略，不难发现，这一问题仍然是政府卫生部门和理论界的一大难题。

利益相关者理论的引入为医疗机构分工协作提供了理论指导，使得责任对象和责任内容变得清晰化和具体化，这样也就使得医疗机构分工协作问题成为医疗机构与其利益相关者之间的问题，这也为学界研究医疗机构分工协作提供了新的视角与思路。有学者研究认为医疗机构分工协作是需要整合医疗机构的各类资源（Bengt and Runo，2005）。具体而言，为了实现各自利益，各利益相关者需向医疗机构投入不同种类的资源，这些资源的数量和质量将最终决定医疗机构分工协作产生的效果及创造价值的大小，医疗机构可以通过完善制度安排对这些资本进行整合和加工，进而创造包括社会整体收益和医疗机构运营收益等回报，此时医疗机构为了能够获得利益相关者更多的资源投入，会对所创造的收益回报进行分配，进而满足各利益相关者的利益要求，在维护好医疗机构“公益性”本质的同时也满足了各方利益相关者的利益诉求。由此可见，医疗机构分工协作实际上可以看作一个交易过程，其与投入资源之间本质上是一种“投入—产出—分配”关系。参与医疗机构分工协作的各种因素实际上是与利益相关者所投入的资源紧密相关的，例如政府的财政投入、医务人员的人力资本、患者就医费用等。依据资源依赖理论，那些提供各种资源的利益相关者必然会对医疗机构运营及其分工协作产生重要影响。

医疗机构分工协作也会对利益相关者产生重要影响。利益相关者控制着医疗机构分工协作所需要的资源，并选择进行专用性投资，而这些资源会对医疗机构分工协作产生巨大作用（Jones，Willness and Madey，2014）。在效率导向作用下，医疗机构会对利益相关者进行关注，从而促进其增加资源投入。换句话说，医疗机构分工协作会促进社会整体效益提升和医疗卫生事业发展，与此同时，利益相关者也能获得自身所需求的利益分配，最终的分配结果将决定医疗机构分工协作的效率和可持续性。

综上所述，本书将从资源投入角度来分析利益相关者是如何参与医疗机构分工协作的，此时我们可以将医疗机构分工协作的过程看作医疗机构根据政府财政投入、患者提供医疗费用为起点，遵循医疗机构公益性的本质和相应的法律政策，通过技术手段和制度安排，促进医务工作者通过医务工作者提供医疗服务，并由医疗服务效率及患者满意度等指标实现价值创造，最终医疗机构及政府部门会依据利益相关者贡献大小、价值程度等对创造的价值进行合理分配。因此，医疗机构分工协作是一个价值分配过程，是价值创造的最终结果，而利益相关者为医疗机构分工协作提供了各类资源，是整个价值创造的起点。在价值回报导向下，利益相关者是通过其所有用或控制的各类资本来确定其参与医疗机构分工协作的方式和策略，并最终参与医疗机构分工协作获得利益分配。

2.4 本章小结

本章是全书的理论基础。首先，对文章所涉及的利益相关者理论、分工理论、协同理论、系统理论等相关理论进行详细的梳理与分析，并分析其在医疗机构分工协作过程中发挥的理论支撑作用。其次，在界定医疗卫生服务体系、分级诊疗定义的基础上根据国家政策文件对医疗机构分工协作内涵进行梳理。最后，理论解析利益相关者对医疗机构分工协作的影响，找出两者间的逻辑联系，进而确定各利益相关者在医疗机构分工协作过程中所扮演的角色和发挥的作用，为基于利益相关者视角建立医疗机构分工协作机制奠定理论依据。

第3章　分级诊疗背景下参与医疗机构分工协作的关键利益相关者识别研究

结合前文相关理论分析以及利益相关者对医疗机构分工协作影响的必然性和互动性可知，医疗机构分工协作依赖于各利益相关者的相互作用与协同策略。但由于各利益相关者在医疗机构分工协作过程中的角色和行为策略并不一致，因此不同利益相关者参与医疗机构分工协作的影响也不尽相同，本章将对分级诊疗背景下医疗机构分工协作的利益相关者进行全面、系统的梳理，并筛选出主要利益相关者，在此基础上结合米切尔三维属性分类方法，识别出参与医疗机构分工协作的关键利益相关者。

3.1　典型地区医疗机构分工协作管理体制与运行模式

本书课题组实地走访北京、上海、天津、广州、深圳、大连、镇江等地区，就上述地区医联体建设模式及其发展成效展开了调研，发现各地区结合国家政策方针纷纷建立起符合自身特色和需要的医联体模式，不同形式的医联体也显示出其特点与优势，本章着重围绕上述地区医联体模式的管理体制、运行模式进行分析（见表3－1），并就其实施效果展开讨论。

由上述地区调研结果可知，除北京市朝阳区将其辖区内医联体定位为以技术、合作为纽带的松散型、非独立法人组织外，其余地区大多成立了统一法人的医疗集团，实行理事会领导下的集团院长负责制，形成管办分离的紧密型医联体，并建立了医联体工作例会制度、组织章程、理事会、监事会和管理中心等一系列具有特色的管理体制。

表 3－1　　典型地区医疗机构分工协作管理体制与运行模式

地区	管理体制	运行模式			
		流程优化	资源共享	技术支持	质量管理
北京朝阳区	明确区域内医联体定位为以技术、合作为纽带的松散型、非独立法人组织，注重政府引导、顶层设计和统筹协调	建立重点专科对口扶持、绿色通道、远程会诊、业务指导、责任主任、双向考核和双向评价等“七项机制”	医联体内部搭建统一的医学影像信息系统平台，实现医联体内的远程会诊	专家到成员单位出诊、开设讲座，基层医务人员到综合医院进行短期培训。副高职称以上骨干作为责任主任，到成员单位社区卫生服务中心担任副主任	区卫健委与牵头医院及医联体成员单位建立双考核和双评价工作机制
上海崇明区	实体化运作医联体办公室，由区卫生健康委联合区级相关部门共同推进医联体改革具体工作，建立医联体工作例会制度	以专科联盟协作为纽带，选定优势明显的病种，对紧密型医联体形成补位发展模式	建成影像、临床检验、心电 3 个诊断中心，改造“村医云”系统，实现崇明区域内二级、三级医院、社区、村卫生室诊疗信息，健康管理信息互联互通	派遣专家到区级医院开展对口支援工作，完善基层业务培训体系，探索实施新型人才培养机制	推进医疗质量安全管理、医保管理、药事管理等八个专委会工作；制订全区耗材统一采购方案，计划通过医联体整体打包方式，优化供应链服务
深圳罗湖区	成立统一法人的医院集团，实行理事会领导下的集团院长负责制，形成管办分离的“紧密型”医联体	以街道为单位建立一类、二类社康中心，形成社康网络；为社康中心引医生、增药品、添设备，提升基层服务能力；对社康上转病人实行“一免三直接”，让患者愿意到社康首诊	成立医学检验、放射影像等 12 个资源中心，实现医疗资源互通、检验检查结果互认；成立人事、财务等 6 个管理中心，实现人财物统一管理，实现上下贯通	以健康为中心，大力开展“教卫融合”“医卫结合”“医养融合”等工作，全方位全周期保障人民健康	围绕“居民少生病”“居民少住院”“居民少负担”“居民看好病”四类指标综合评价医联体建设成效

续表

地区	管理体制	运行模式			
		流程优化	资源共享	技术支持	质量管理
广州花都区	集团实行理事会管理，组建理事会、监事会和管理中心，分别负责集团的决策、监督和执行	制定《分级诊疗技术方案病种手册》和常见病种出入院标准及双向转诊标准，完善双向转诊流程，提高转诊效率；集团内设置公共卫生（健康促进）管理中心，统筹推进防病工作	推进“互联网＋医疗健康”建设，打造全区医疗信息一张网，为集团互联互通、信息共享、业务开展提供信息化支撑。完善分级诊疗平台建设，畅通双向转诊信息通道	下沉优质医疗资源，提升基层服务能力。在村卫生站推动乡医入编，实施镇村一体化管理。在镇卫生院加大全科医生培养力度。在区级医院外引内培高层次人才	制定医疗集团理事长目标年薪制实施办法和医疗集团综合绩效考核工作方案，将理事长年薪和考核结果挂钩，发挥绩效考核指挥棒作用
天津河北区	集团内成立了以政府分管副区长为理事长的理事会和以人大分管副主任为监事长的监事会，制定和建立了组织章程、管理架构和协作机制	建成以信息化为依托的检验中心、影像中心，形成“基层检查、二级诊断、三级指导”的分级诊疗模式	依托区域卫生信息化平台，对公卫、医疗、健康体检等信息数据进行整合，实现个人全生命周期医疗健康数据的共享调阅和医疗机构间诊疗信息的互联互通	下派专家、主任到基层开设医联体门诊，通过坐诊带教、教学查房、培训讲座、参与家庭医生签约服务等方式，为基层提供诊疗技术支持，按照“双向选择、自愿结对”的原则，由三级医院医师与基层医师组成师徒带教对子	加强医疗质控管理体系建设，成立医疗质量管理、影像、检验、院感等 14 个医疗质控专家组。各质控组按照国家和市级质控要求，制定年度质控计划，定期开展培训和考核
大连市	成立理事会、监事会等组织机构，实施统一法人，统一人、财、物管理的一体化管理模式。通过派院长委托管理的方式，形成区属医院经营管理全部由医联体牵头单位负责的集团化管理模式	以区域规划、上下联动、远程协作为特色，以行政纽带、技术纽带、信息纽带、利益纽带为根本，在联盟内部实施多形式、多样化的医师多点执业	通过人才下沉、资源共享、信息互通等方式不断提升基层医疗卫生服务能力和水平，为网格区域内居民提供疾病预防、诊断、治疗、康复、护理等一体化、连续性医疗服务	三级医院向医联体内基层医疗机构下派专家，优化转诊程序。全面实施全科医生岗位培训、转岗培训、订单定向医学生免费培养、住院医师规范化培训、全科医生特岗计划等一系列全科医学人才培养计划	加强考核结果的应用，充分发挥绩效考核的激励、导向作用，逐步将医疗联合体考核评价结果作为人事任免、评优评先等的重要依据，有效调动医院和医务人员参加医疗联合体建设的积极性

续表

地区	管理体制	运行模式			
		流程优化	资源共享	技术支持	质量管理
镇江市	集团实行党委领导，集团院长在理事会授权下负责全面经营管理。成立理事会、监事会，聘请经营管理层，形成了决策、执行和监督合理分工、相互制衡的运行体系。经营管理层由院长、副院长、财务总监组成，全面负责各成员单位的运行管理	通过全市网格化的医联体布局，明确集团内各机构的功能，建立起不同级别、不同类别医疗机构间目标明确、权责清晰、公平有效的分工协作机制，构建起防、治、康、养、护一体化的全生命周期医疗服务体系	组建区域性的胸痛、卒中、急救创伤等5大治疗中心；成立病理、影像、检验等资源共享中心，实现医疗资源互通、检验检查结果互认，实现信息互通、资源共享、业务协同	集团成员医院在14家社区卫生服务中心开设全－专联合门诊，年均下转脑卒中、创伤等危重病恢复期患者190人次。搭建成员医院与社区卫生服务中心的远程医疗网络平台，实现了“基层检查，上级诊断”的服务模式	推行集团成员医院院长实施聘任制，签订任期目标责任书。优化集团医院绩效考核办法，设立百分制的党建考核和百分制的业务管理考核，与院长的职务任免和薪酬挂钩。对行政管理、财务管理、设备采购等实行一体化管理

资料来源：笔者实地调研结果。

在运行模式方面，本章着重围绕上述地区医联体运行的流程优化、资源共享、技术支持、质量管理 4 个方面展开分析。在流程优化方面，各地区主要以建立专科帮扶、信息化建设、转诊流程优化、网格化管理等手段为依托，强化医联体内不同层级间医疗机构的分工协作；在资源共享方面，多家医疗集团借助互联网信息平台，建成了影像、临床检验、心电诊断中心，促进医联体内医疗卫生资源互通、检验检查结果互认，实现信息互通、资源共享、业务协同；在技术支持方面，各地区城市综合医院主要通过下派专家到基层开展医联体门诊、开展专业讲座、坐诊带教、教学查房等形式助力基层医疗卫生服务能力提升；在质量管理方面，各地区根据医联体建设模式，建立起符合自身特色的医联体建设成效评价体系。

3.2　分级诊疗背景下医疗机构分工协作的内涵

2000 年《关于城镇医药卫生体制改革的指导意见》提出建立健全社区卫生服务组织、综合医院和专科医院合理分工的医疗卫生服务体系，这是我国最早提出的关于医疗机构“分工协作”相关概念；2006 年国务院《关于发展城市社区卫生服务的指导意见》提出建立社区卫生服务机构与预防保健机构、医院合理的分工协作关系；2009 年新医改方案中首次提出鼓励医疗机构构建分工协作机制。回顾 2009 年“新医改”以后的主要政策文件，本章对国家政策文件中关于医疗机构分工协作机制的相关内容进行了梳理（见表 3 –2）。

表 3 –2　　医疗机构分工协作政策梳理

年份	文件	相关内容
2009	关于深化医药卫生体制改革的意见	建立城市医院与社区卫生服务机构的分工协作机制
2010	“十二五”期间深化医药卫生体制改革规划暨实施方案	建立公共卫生和医疗卫生服务体系分工协作机制
2012	关于县级公立医院综合改革试点的意见	积极探索以多种方式建立县级医院与基层医疗机构、城市三级医院长期稳定的分工协作机制
2012	卫生事业发展“十二五”规划	建立专业公共卫生机构、城乡基层医疗机构和医院之间分工协作的工作机制

续表

年份	文件	相关内容
2013	关于促进健康服务业发展的若干意见	探索公立医疗机构与非公立医疗机构在技术和人才等方面的合作机制
2015	关于全面推开县级公立医院综合改革的实施意见	以提升基层医疗卫生服务能力为导向，以业务、技术、管理、资产等为纽带，探索构建包括医疗联合体在内的各种分工协作模式，完善管理运行机制，引导开展有序竞争
2015	关于城市公立医院综合改革试点的指导意见	引导各级公立医院与基层医疗机构建立目标明确、权责清晰的分工协作机制，加强公立医院与专业公共卫生机构的沟通与协作
2015	关于推进分级诊疗制度建设的指导意见	以提升基层医疗卫生服务能力为导向，以业务、技术、管理、资产等为纽带，探索建立包括医疗联合体、对口支援在内的多种分工协作模式，完善管理运行机制
2015	全国医疗卫生服务体系规划纲要（2015—2020 年）	建立和完善公立医院、专业公共卫生机构、基层医疗机构以及社会办医院之间的分工协作关系，整合各级各类医疗机构的服务功能，为群众提供系统、连续、全方位的医疗卫生服务
2016	“十三五”卫生与健康规划	机构间的分工协作更加紧密，家庭医生签约服务制度基本全覆盖，符合国情的分级诊疗制度基本建立
2017	关于推进医疗联合体建设和发展的指导意见	坚持医疗、医保、医药联动改革，创新机制，逐步破除行政区划、财政投入、医保支付、人事管理等方面的壁垒和障碍，优化资源结构布局，结合医保支付方式等改革的推进，逐步建立完善医疗机构间分工协作机制
2017	关于建立现代医院管理制度的指导意见	各级卫生计生等相关部门要适应建立现代医院管理制度的新要求、新情况，按照职能分工及时下放相关权限，调整相关政策，加强事中、事后监管，优化政务服务流程，形成工作推进合力
2020	医疗联合体管理办法（试行）	引导医联体内各医疗卫生机构建立完善分工协作与利益共享机制，促进医疗联合体持续健康发展
2021	国务院办公厅关于推动公立医院高质量发展的意见	各医院加强协作，结合实际建设优势专业专科，形成特色鲜明、专业互补、错位发展、有序竞争的发展格局，带动基层医疗卫生机构提升服务能力和管理水平
2021	“十四五”优质高效医疗卫生服务体系建设实施方案	基本建成体系完整、布局合理、分工明确、功能互补、密切协作、运行高效、富有韧性的优质高效整合型医疗卫生服务体系

资料来源：笔者根据公开信息整理。

根据上述分析，总结归纳医疗机构分工协作内涵如下。

（1）分工协作主体。医疗机构分工协作主体不断扩大，由最初提出的城市医院与社区卫生服务机构两类主体发展至公立医院、专业公共卫生机构、基层医疗机构以及社会办医院之间的分工协作，主体涵盖了整个医疗卫生服务体系。

（2）分工协作模式。2015 年文件中提出组建医联体或通过对口支援等方式促进医疗机构分工协作。2017 年《关于推进医疗联合体建设和发展的指导意见》文件中进一步明确“在城市主要组建医疗集团，在县域主要组建医疗共同体，跨区域组建专科联盟，在边远贫困地区发展远程医疗协作网”的医联体分工协作模式。

（3）分工协作内容。文件中鲜有提及医疗机构分工协作的内容，2013 年文件中开始强调公立医院与非公立医院之间需加强医疗技术和卫生人才方面的分工协作，在 2017 年《关于推进医疗联合体建设和发展的指导意见》文件中提出医联体分工协作需做到技术支持、人才共享、检查互认、处方流动、服务衔接。

（4）分工协作策略。2015 年提出以提升基层医疗卫生服务能力为导向，以业务、技术、资产和管理为纽带，整合各级、各类医疗机构的服务功能，结合医保支付方式等改革促进医疗机构分工协作。2017 年文件提出坚持医疗、医保、医药联动改革，创新机制，逐步破除行政区划、财政投入、医保支付、人事管理等方面的壁垒和障碍，优化资源结构布局，结合医保支付方式等改革推动医疗机构分工协作。

（5）分工协作目标。关于医疗机构分工协作的目标在文件中并没有明确提及，但总体看来，构建分工合理、协作密切的医疗卫生服务体系，对于优化城市卫生服务结构、方便群众就医、减轻费用负担等方面具有重要意义，也可以提高医疗体系整体运行效率。

综上可知，自 2009 年“新医改”以来，国家一直致力于推动医疗机构分工协作，并界定了医疗机构分工协作主体和探索了相应的医疗机构分工协作模式，在协作内容、协作策略等方面也对各地方机构进行了规定和政策引导，为医疗机构分工协作指明了改革方向。2015 年，国务院办公厅《关于推进分级诊疗制度建设的指导意见》指出，医疗机构分工协作需以提升基层医疗卫生服务能力为目标导向，可通过探索建立医联体、对口支援等模式为基层医疗机构提供技术支持和引导优质资源下沉，增强居民对基层医疗服务能力信任程度的同时明晰各层级医疗机构服务职能，进而为居民提供一体化的医疗卫生服务。2017 年，国务院办公厅出台的《关于推进医疗联合体建设和发展的指导意见》更是将技术支持、人才共享、检查互认、处方流动、服务衔接作为医疗机构分工协作的重要纽带。

不难发现，提升基层医疗服务能力，由城市综合医院对基层医疗机构实施技术帮扶和职能整合成为分级诊疗背景下医疗机构分工协作的主要目标。因此，本章将围绕不同层级医疗机构分工协作改革目标，识别出分级诊疗背景下医疗机构分工协作的关键利益相关者，并从医疗机构分工协作的技术帮扶角度探索不同利益相关者间的行为博弈稳定策略，构建合理、有效的医疗机构分工协作机制，进而提出分级诊疗背景下医疗机构分工协作的实现策略，最终通过实证研究检验上述策略。

3.3 分级诊疗背景下参与医疗机构分工协作利益相关者的界定

3.3.1 分级诊疗背景下参与医疗机构分工协作的利益相关者梳理

准确界定利益相关者是深入研究医疗机构分工协作的关键问题，只有准确界定利益相关者概念，才能识别出参与医疗机构分工协作的关键利益相关者，进而了解其对医疗机构分工协作的影响。总体看来，虽然国内外学者对利益相关者定义进行了广泛研究，但标准并不统一。梳理医疗卫生领域方面有关利益相关者文献发现，多数学者是从“双向转诊”“医疗服务整合”“医疗集团”等方面对利益相关者进行相关研究，由于医疗机构分工协作与上述概念存在着一定程度上的类似，故在此对这类利益相关者进行总结梳理（见表 3 –3）。

表 3－3　分级诊疗背景下参与医疗机构分工协作的利益相关者梳理

年份	提出者	相关概念	利益相关者
2009	张明新等	双向转诊	政府、大型综合医院、普通医院、社区卫生服务机构、患者（居民）、医疗保险部门
2011	谢添等	县乡两级医疗服务整合	卫生局、医保部门、县医院、乡卫生院、患者
2013	金燕等	医疗联合体	政府、核心医院、其他成员医院、患者
2014	钱东福等	医疗服务整合	卫生局、医保部门、疾控部门、公立医院管理者、公立医院医生、公立医院护士、社区卫生服务中心管理者、社区卫生服务中心医生、社区卫生服务中心护士、患者
2014	邹晓旭等	双向转诊	政府、医疗保险管理部门、上级公立医院、基层医疗服务机构、医生、患者
2015	雷光和等	双向转诊	政府、医院管理中心、医疗保险部门、卫生行政部门、医院、社区卫生服务机构、医院管理层、社区卫生服务机构管理层、医院医生、社区卫生服务机构医生、居民
2015	孙涛等	纵向整合	政府、医保机构、居民和患者、供应商、竞争对手
2015	李洁等	公立医院集团化	患者、政府、医院集团整体、集团内部成员、医院
2015	余红星等	分工协作	政府、医保机构、药品、器械生产流通部门、疾控部门、患者及家属
2020	何光秀等	医联体	居民/患者、卫生部门、发改（物价）部门、医保部门、财政部门、医院管理者、基层医疗机构管理者、医务人员、医药器械商
2021	蒋锋等	分级诊疗	医药卫生主管部门、医疗保险经办部门、三级医院、二级医院、基层医疗卫生机构、社区卫生服务中心、职业医生、患者及其家属、医药器械商、商业保险公司

在界定医疗机构分工协作利益相关者之前还应厘清利益相关者与医疗机构分工协作的内在联系。第一，利益相关者与医疗机构具有互动关系，即利益相关者会对医疗机构分工协作产生重要影响，医疗机构分工协作也会对利益相关者行为产生影响；同时医疗机构会获得利益相关者资本支持，利益相关者会对医疗机构索取部分剩余价值。第二，利益相关者需要为医疗机构分工协作放弃部分自身既得利益，在市场化背景下，多数城市医院凭借其人才、

技术、仪器设备等方面优势，吸引了众多患者选择直接前往城市医院就诊，同时部分城市综合医院为了追求经济利润，在患者术后康复期不能及时实施下转；基层医疗机构医疗服务能力、经济收入、就医环境、发展空间相对于城市综合医院依旧落后，城市综合医院医生前往基层医疗机构执业的意愿不强、基层首诊率得不到保障。不难理解，由于城市医院和基层医疗机构缺乏共同的利益协调和分配机制，且过程中各利益相关者均具有理性经济人的特征，因此只有各利益相关者放弃部分自身既得利益才能更好促进医疗机构分工协作。第三，利益相关者会承担一定的风险，这将与医疗机构分工协作的价值收益密切相关。利益相关者会为医疗机构分工协作投入相关资本，同时放弃部分自身既得利益，因此，利益相关者也应享有医疗机构分工协作的剩余价值，然而医疗机构分工协作需要多主体共同参与，因此，多方利益相关者的行为选择、风险预判及策略博弈成为其是否愿意参与医疗机构分工协作的重要依据。

本章在经过对比分析及结合医疗机构分工协作基本特征的基础上初步假定政府、卫健委、医保部门、城市综合医院管理者、城市综合医院医生、城市综合医院护士、普通二级医院管理者、普通二级医院医生、普通二级医院护士、基层医疗机构管理者、基层医疗机构医生、基层医疗机构护士、药品供应部门、器械供应部门和患者（居民）16 类主体为参与医疗机构分工协作的利益相关者。

3.3.2 分级诊疗背景下参与医疗机构分工协作的利益相关者筛选

很多研究者仅仅是从理论上对医疗机构分工协作或类似概念的利益相关者进行分析，并判断其参与医疗机构分工协作的利益诉求及重要程度，而鲜有学者从实践角度对此进行界定。基于此，本章在现有研究的基础上借鉴学者陈宏辉（2003）所运用的专家评分法对医疗机构分工协作利益相关者进一步识别，采用理论抽样与目的抽样相结合的方法，于 2016 年 3 月选取了来自江苏省镇江市、江阴市、高淳区三个地区不同领域的 42 位资历较深的管理人员和专家，受访者主要由卫健委官员、公立医院院长及相关行政科室主任、医务工作者、高校学者四类人群构成，具体调查结果如表 3－4 所示。

表 3－4　　专家筛选结果

利益相关者	入选数（人）	入选率（%）	利益相关者	入选数（人）	入选率（%）
政府	42	100	普通二级医院医生	22	52.4
卫健委	29	69.0	普通二级医院护士	0	0
医保部门	38	90.4	基层医疗机构管理者	42	100
疾控部门	13	30.9	基层医疗机构医生	25	59.5
城市综合医院管理者	42	100	基层医疗机构护士	0	0
城市综合医院医生	35	83.3	药品供应部门	3	7.14
城市综合医院护士	3	7.1	器械供应部门	2	4.76
普通二级医院管理者	32	76.2	患者（居民）	40	95.2

结果显示，调查对象完全认可政府、城市综合医院管理者和基层医疗机构管理者为医疗机构分工协作利益相关者，而对各医疗机构护士及药品、机械供应部门被列入利益相关者是基本不赞成的。这里参考学者王琦（2015）的观点，以入选率50%作为标准，并依据上述定义对这些个人或组织进行理论分析，得出政府、卫健委、医保部门、城市综合医院管理者、城市综合医院医生、普通二级医院管理者、普通二级医院医生、基层医疗机构管理者、基层医疗机构医生和患者（居民）是参与医疗机构分工协作的主要利益相关者，因此本章将上述十类主体作为研究对象，并在下文对其进一步研究，最终确定参与医疗机构分工协作的关键利益相关者。

3.3.3　主要利益相关者促进医疗机构分工协作的作用机理

将利益相关者嵌入医疗机构分工协作过程中具有理论上的必然性，也说明医疗机构分工协作机制的健全需要利益相关者共同参与。进一步分析各利益相关者在医疗机构分工协作中的不同作用对于指导医疗机构分工协作并构建机制具有十分重要的理论意义，不仅可以从理论上指导管理者明晰各利益相关者角色定位，也可以揭示各利益相关者在其中所承担的职责和需要发挥的作用。

（1）政府。政府承担着办医职责，并作为医药卫生体制改革政策的制定者和推行方，其利益诉求旨在维护医疗机构“公益性”的基础上合理配置现有医疗卫生资源，将有限的资源发挥出最大效率，满足居民基本健康需求，缓解“看病贵、看病难”问题，最终达到全民健康。国家统计局2016年发布的统计年鉴显示，2015年我国卫生总费用达40974.64亿元，卫生总费用占GDP比重为5.98%，较2014年增长0.5个百分点。尽管近年来政府加大了卫生投入，但与国际相比，我国政府卫生支出占卫生总费用仍然低于世界平均水平。政府投入不足影响了医疗机构分工协作，各级医院生存和发展都依赖业务收入，缺乏专项协作资金，容易产生城市综合医院“虹吸”效应，因此出现了医疗机构争夺市场和病源、产生逐利机制和丧失社会公益性。然而不可否认的是，无论是工业时代和知识时代，资金都是医疗机构生存和发展所必需的基础资源，是医疗机构分工协作的基础，而医疗机构分工协作的整体成效则是影响政府决策的重要指标。由此可见，政府十分关注医疗机构分工协作的长期效益，会直接参与医疗机构分工协作的运行，从而成为医疗机构分工协作的直接参与者，这也说明了政府在医疗机构分工协作中发挥着决定性作用。

（2）卫健委。卫健委承担着管理医疗机构的职责，在推进公立医院改革、提高基层医疗机构能力方面发挥着重要作用。在医疗机构分工协作过程中，卫健委具有一定的政策制定权和对医疗机构的管理权，能够积极争取财政部门的资金支持和综合调控卫生费用支配，从而引导医疗机构协作。卫健委希望通过落实医改措施，推动医疗机构纵向整合和分工协作，在节约医疗卫生资源和控制医疗费用增长的同时缓解区域内居民“看病贵、看病难”问题。但与此同时卫健委也会面临一些改革压力，可能会面临不同部门之间的利益纷争并承担相应政治风险。

（3）医保部门。医保部门主要负责医疗机构的医保报销政策，控制资金的合理流向，旨在合理使用医保基金，对医疗机构进行调控，促进基金的合理使用。医保部门可以通过调节病人流向、协调医患双方诉求、整合医保资金等方式促进医疗机构分工协作，其在医疗机构分工协作过程中起着引导作用。但从短期来看，医疗机构分工协作需要医保政策做出及时的、合理的调整，这容易造成医患双方的不满，且对医保基金的结余短期效果并不明显。长期来看，分工协作效果提升将带来医保资金整合效率的提升。

（4）城市综合医院管理者。城市综合医院管理者负责医院的改革和发展并承担帮扶基层医疗机构发展的责任。在市场化背景下，大型综合医疗因其固有优势占据着有利的资源和信息等要素，“虹吸”了大量患者，多数城市综合医院扩张严重。而参与医疗机构分工协作不仅增加了城市综合医院管理者的管理协调工作和社区协调任务，而且会放弃部分的自身既得利益。但与此同时，医院在参与医疗机构分工协作后城市综合医院会对于专业性疾病的治疗会更加完善，医疗卫生资源能够得到充分利用，也会使得重症患者得到及时和高效的救治，在完成政府考核任务的同时提升医院的社会影响力。

（5）城市综合医院医生。城市综合医院医生主要承担疑难疾病的诊治、康复患者的下转和到基层坐诊或指导基层医疗机构医生等责任。其在医疗技术方面具备绝对的优势，其参与医疗机构分工协作、到基层坐诊会增强基层医疗服务能力，会在一定程度上促进基层医疗机构发展和缓解城市综合医院“看病难”问题。但大多数城市综合医院医生往往不愿前往基层服务，因此即便政府要求城市综合医院医生参与医疗机构分工协作，在其利益诉求达不到满足的情况下可能出现“人浮于事”的现象。

（6）普通二级医院管理者。普通二级医疗机构是县域医疗中心和农村三级医疗卫生服务网络龙头，在医疗机构分工协作过程中发挥着承上启下的作用，对基层医疗机构的技术帮扶指导和人员培训具有重要意义，对上级医疗机构承担着转诊患者和接收下转患者的责任。其参与医疗机构分工协作可以提升自身医疗服务能力和知名度，扩大市场份额。但参与医疗机构分工协作也会增加县级医院管理协调工作。

（7）普通二级医院医生。普通二级医院医生主要承担县域内居民的疾病诊疗工作，努力让群众就地就医。在医疗机构分工协作过程中，普通二级医院医生承担着帮扶基层医疗机构发展和指导工作，也担负着基层医疗机构上转和上级医疗机构下转患者的诊疗和护理工作。参与医疗机构分工协作会增加县级医院医生业务量，促进其收入的提升，与此同时也会增加县级医院医生工作量和工作压力。

（8）基层医疗机构管理者。基层医疗机构管理者主要肩负着基层居民预防、医疗、保健、康复、健康教育等基本责任和基层医疗机构的建设与发展任务。参与医疗机构分工协作可以提升基层医疗机构的服务能力，增加机构的信誉度和影响力，能够获得政府和上级医院在资金、专业技术等方面的支持。但参与医疗机构分工协作后其对基层医疗卫生资源具有的管理权被削弱，个人发展及社会地位受到影响，且在分工协作过程中基层医疗机构往往处于弱势，发言权较低，发展自主性受限。

（9）基层医疗机构医生。基层医疗机构医生主要承担基层居民常见病、多发病及慢性病的防治和诊疗工作，但患者对其信任程度不高。基层医疗机构医生参与医疗机构协作可以提高自身业务能力和水平，彰显自身价值并提升患者信任程度。

（10）居民（患者）。居民（患者）作为医疗服务的购买者和使用者，所掌握的医疗信息不足，导致医患双方存在着信息不对称特点。随着社会经济增长和居民健康需求的提升，多数患者为了获得更优质的服务而忽略了基层首诊，倾向于直接前往城市综合医院接受治疗，在医疗质量得到保障的同时患者的心理满意度增加，但这不仅浪费了医疗卫生资源，还影响了就医秩序，增加了医疗机构与分工协作难度。而医疗机构分工协作可以让居民（患者），尤其是常见病、多发病、慢性病患者在基层医疗机构就能够获得质优、价廉、安全、高效的医疗服务，这不仅节省了居民（患者）的时间、金钱等方面的成本，也可以让有限的医疗卫生资源发挥出最大的效用，从而优化现有的医疗卫生服务体系。

上述分析为下文进一步识别关键利益相关者及探讨医疗机构分工协作机制奠定了坚实的理论基础。值得注意的是，医疗机构分工协作作为分级诊疗制度建设的重要环节，仅仅依靠某一利益相关者的力量是难以实现的，是需要所有利益相关者的共同参与和协作才能达到整个系统的优化。

3.4 分级诊疗背景下参与医疗机构分工协作关键利益相关者的识别

3.4.1 关键利益相关者识别思路

建立基于利益相关者视角的医疗机构分工协作机制首先要明确参与医疗机构分工协作的利益相关者包括哪些。由于在医疗卫生服务系统中各利益相关者是异质的，其在参与医疗机构分工协作过程中的地位、作用及权利等方面均存在着显著差异（Zinkhan and Balazs，2004）。因此，利益相关者异质性导致其对医疗机构分工协作的影响不尽相同，有些利益相关者会对医疗机构分工协作起到关键作用，而有些利益相关者对医疗机构分工协作影响不大。因此，本书将那些对医疗机构分工协作起到关键作用或决定性作用的利益相关者称为关键利益相关者。一旦基于医疗机构分工协作全部利益相关者建立分工协作机制，必然会增加机制的建立难度和运行成本，也会使得整个系统变得复杂，反而会抑制系统的正常运行。因此关键利益相关者的提出为医疗机构分工协作提供的新的视角与思路，既有利于更好地协调各方利益相关者利益诉求，又有利于为医疗机构分工协作提供有益建议。

那么，关键利益相关者该如何区分呢？研究认为，关键利益相关者是指那些在医疗机构分工协作过程中投入了重要的资本，且直接参与了医疗机构分工协作过程并承担了高风险和相应责任的个体或组织，其所投入的资本和行为都将对医疗机构分工协作目标的实现产生重要影响。但仅仅通过理论分析或一般性描述来确定关键利益相关者还有失妥当，也不能够准确理解关键利益相关者的角色定位，因此，确定关键利益相关者需要通过严格筛选和有效检验。

回顾相关文献发现，国内外学者们大多是从整体角度分析这一问题，并没有针对具体的医疗机构分工协作案例进行甄别，也不能衡量各利益相关者对医疗机构分工协作的影响程度是否起到关键作用，而这显然无法达到研究所预期的目标。王琦指出，利益相关者的状态是具有动态性的，在不同的状态下，同一利益相关者的作用、特性及地位等都会发生变化。因此，在对关键利益相关者进行识别时，不能简单地将利益相关者看作一个整体，也不能仅仅对所有利益相关者制定统一的管理策略，而需要结合医疗机构分工协作的实际工作进行具体分析，这样才能反映出利益相关者在其中的差异及角色定位。基于此，下文将在上述理论研究的基础上，结合米切尔三维属性分类方法，从合法性、重要性和紧急性 3 个属性维度对利益相关者进行评分，并对我国医疗机构分工协作的利益相关者进行分类，最终找出关键利益相关者。具体研究思路及方法如图 3 – 1 所示。

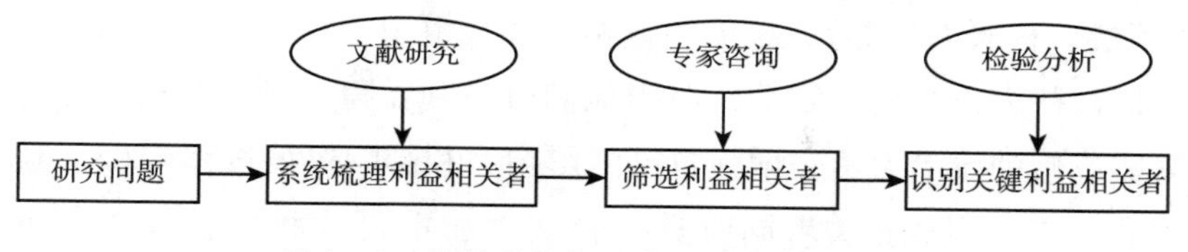

图 3-1 关键利益相关者识别思路及方法

3.4.2 关键利益相关者识别方法

R. K. 米切尔（Mitchell R K，1997）三维属性分类方法是根据美国学者米切尔考察利益相关者对企业的影响机理和相互之间的作用关系后提出的，他指出区分利益相关者的3个重要属性，即合法性、重要性与紧急性。合法性可以在一定程度上说明某类利益相关者在组织中被赋予法律上、道义上或者特定的参与组织的建设权和利润分配的索取权；重要性解释了某类利益相关者在组织中存在的可靠性，同时也表明该类利益相关者具有影响组织决策的地位、能力和手段；紧急性彰显出某类利益相关者对于组织发展的急切程度，表明该利益相关者对于组织的重要作用，同时该利益相关者也要求组织对其利益要求给予及时响应和关注。米切尔认为利益相关者管理需理顺两点思路：一是识别哪类人群是利益相关者，二是能够确切把握利益相关者的主要特征。在这两点的基础上对利益相关者进行分类管理将有助于目标的实现。

米切尔指出利益相关者应当具备三种属性中的一种属性，也可以同时具备全部三种属性，并且可以在一定程度上重合。按照这个组合方式，可以将利益相关者划分为三种类型。（1）潜在利益相关者，即该类利益相关者仅仅具备上述3个重要属性中的一项，其对组织的作用或影响程度较小。（2）预期利益相关者，即该类利益相关者具备上述3个重要属性中的任意两项，具体又可以分为3种类型：一是具备合法性和重要性的利益相关者（如股东、员工等），他们渴望得到组织管理层的重视，适当的时候能够参与组织决策工作；二是拥有重要性和紧急性的利益相关者（如环保组织、宗教组织等），该类利益相关者的决策行为能够对组织产生迅速而且巨大的影响，但往往不具备合法性，一旦他们的利益受到侵害，他们往往会采取某种极端行为对组织利益带来严重风险甚至危害社会；三是拥有主动和紧急性的利益相关者

（如决策层、科研人员等），该类利益相关者是组织生存和发展不可或缺的力量，他们往往为组织出谋划策，但当他们自身利益得不到满足时，其往往会采取联盟或借助政治力量来增强自己的影响力和影响决策过程。(3) 确定利益相关者，该类利益相关者同时具备合法性、重要性和紧急性 3 个重要属性，他们也是企业管理层的重点管理对象。该类利益相关者对企业的作用、影响力都至关重要，同时他们的利益诉求也同样不容忽视。当然，米切尔还指出，随着组织发展，在不同的条件下各类利益相关者也有可能会获得其他属性和发生属性改变。比如，某一潜在利益相关者自身仅仅具备组织所需要的合法性，但如果政治或经济环境变化使得组织对他们的要求变得更加重要，那么该利益相关者就能转变为预期利益相关者。这也说明了利益相关者并不具备固定的特性。米切尔利用评分法对各利益相关者定性分类的结果如图 3 - 2 所示，其中区域 1、2、3 表示潜在利益相关者，区域 4、5、6 表示预期利益相关者，区域 7 表示关键利益相关者，区域 8 表示非利益相关者。

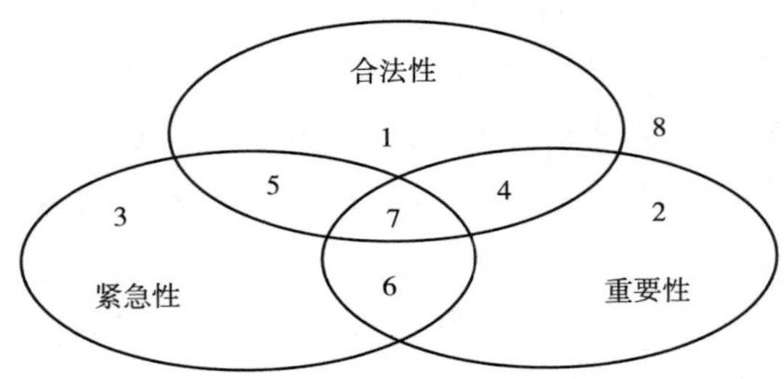

图 3 - 2　基于评分法的利益相关者界定结果

在以往研究中，学者们通常运用多维度区分利益相关者的方法来探讨医疗机构分工协作的利益相关者（杨肖光、马晓静和代涛，2013）。尽管该分类结果对细化医疗机构分工协作工作带来了一定成效，但学者们对于这类利益相关者的影响程度缺乏区分，这种分类结果应用于组织的普适性存疑。因此，本章基于米切尔的分类方法，通过调查问卷形式对参与医疗机构分工协作的利益相关者进行评分，并运用统计学方法对其分类结果进行检验，进而区别出参与医疗机构分工协作的关键利益相关者，也为下文构建医疗机构分工协作机制奠定基础。

3.4.3 检验分析

前文筛选出的10类利益相关者之间存在着多维度的差异，本章拟从利益相关者的合法性、利益相关者的重要性和利益相关者的紧急性对其进行分类研究。本书课题组于2016年4月采用调查问卷形式根据随机非等距原则对全国16家医疗卫生管理部门的管理者、28所医疗机构的管理者和医务人员、22所高等院校相关专业的学者展开调研，邀请他们就医疗机构分工协作各利益相关者参与医疗机构分工协作的3个属性分别进行打分，问卷采用李克特5点计分法，得分越高说明利益相关者参与医疗机构分工协作的合法性越高、重要性越强和紧急性越突出。共发放问卷300份，剔除一些信息不完整及内容前后矛盾的问卷后共获得有效问卷258份，有效回收率为86%（见表3-5）。随后运用SPSS19.0对所收集的数据进行统计分析，通过均值比较和配对样本T检验进一步确定医疗机构分工协作的关键利益相关者。

表3-5　有效样本职业分布基本情况

项目	政府官员	医院管理者	医务人员	高校学者	合计
样本量（人）	52	58	88	60	258
占比（%）	20.15	22.48	34.11	23.26	100.00

1. 从合法性维度对利益相关者进行评分

通过对所发放问卷的回收与整理，获得了调查对象对医疗机构分工协作的10类利益相关者的合法性评分资料，利用SPSS19.0对其均值进行比较分析，描述性统计结果见表3-6。

表3-6　10类利益相关者合法性维度评分描述性统计

项目	有效样本（N）	均值（Mean）	标准差（Std D.）	最小值（Min）	最大值（Max）
政府	258	3.876	0.764	2	5
卫健委	258	2.744	1.100	1	5
医保部门	258	2.631	1.084	1	5
城市综合医院管理者	258	3.550	0.970	1	5

续表

项目	有效样本（N）	均值（Mean）	标准差（Std D.）	最小值（Min）	最大值（Max）
城市综合医院医生	258	3.089	1.099	1	5
普通二级医院管理者	258	1.651	0.959	1	5
普通二级医院医生	258	1.390	0.958	1	5
基层医疗机构管理者	258	2.729	1.192	1	5
基层医疗机构医生	258	2.876	1.143	1	5
患者（居民）	258	3.562	1.039	1	5

表3－5列明了有效调查问卷的描述性统计和均值比较结果。但仅仅根据10类利益相关者的均值大小并不能准确说明其在医疗机构分工协作过程中的合法性排序，因为这并不具有统计学意义。因此，我们还需要使用“配对样本T检验”对其进行统计检验，判断上述两两变量均值之差与“0”是否具有显著性差异，以便消除因处于同一置信区间而导致的排序差异。检验结果如表3－7所示。其中，未加括号数据表示某一利益相关者在合法性维度上专家评分的均值与另一利益相关者在合法性维度上专家评分的均值之差，括号内数值为T检验值。

表3－7　　合法性维度评分均值差异的配对样本T检验结果

项目	1	2	3	4	5	6	7	8	9
1. 政府	—	—	—	—	—	—	—	—	—
2. 卫健委	1.132*** (14.437)	—	—	—	—	—	—	—	—
3. 医保部门	1.245*** (15.143)	0.113 (1.198)	—	—	—	—	—	—	—
4. 城市综合医院管理者	0.326*** (4.068)	0.806*** (－7.994)	0.919*** (－9.505)	—	—	—	—	—	—
5. 城市综合医院医生	0.787*** (9.413)	0.345*** (－3.650)	0.458*** (－4.784)	0.461*** (4.865)	—	—	—	—	—
6. 普通二级医院管理者	2.225*** (16.074)	1.093 (1.007)	0.980 (－0.242)	1.899*** (10.300)	1.438*** (4.948)	—	—	—	—
7. 普通二级医院医生	2.486*** (18.507)	1.354*** (3.814)	1.241*** (2.727)	2.160*** (13.550)	1.699*** (7.798)	0.261*** (3.143)	—	—	—

续表

项目	1	2	3	4	5	6	7	8	9
8. 基层医疗机构管理者	1.147 *** (13.051)	0.015 (0.157)	0.098 (−0.984)	0.821 *** (8.683)	0.360 *** (3.688)	0.078 (−0.816)	1.339 *** (−3.689)	—	—
9. 基层医疗机构医生	1.000 *** (11.000)	0.132 (−1.327)	0.245 ** (−2.448)	0.674 *** (7.005)	0.213 ** (2.224)	1.225 ** (−2.327)	1.486 *** (−5.457)	0.147 (−1.411)	—
10. 患者（居民）	0.314 *** (3.856)	0.818 *** (−8.374)	0.931 *** (−10.457)	0.012 (−0.130)	0.473 *** (−4.953)	1.911 *** (−10.717)	0.172 *** (−13.227)	0.833 *** (−8.523)	0.686 *** (−7.052)

注：*** 、** 和 * 分别表示在1%、5%和10%的统计水平上显著。
资料来源：SPSS统计输出。

通过表3－6可以得出10类利益相关者参与医疗机构分工协作合法性维度评分的均值差异，并能够进行初步排序。但由表3－7可知，卫健委与医保部门、县级医院管理者、基层医疗机构管理者、基层医疗机构医生、医保部门与县级医院管理者、基层医疗机构管理者、城市综合医院管理者与患者（居民）、县级医院管理者与基层医疗机构管理者、基层医疗机构管理者和基层医疗机构医生之间虽然评分的均值不同，但是这种均值差异与“0”没有统计意义上的显著性差别，根据其均值大小并不能判断他们之间的合法性维度，其他排序均具有显著的统计学意义。

2. 从重要性维度对利益相关者进行评分

按照上述方法对10类利益相关者在医疗机构分工协作过程中的重要性维度评分，描述性统计结果如表3－8所示。

表3－8　　10类利益相关者重要性维度评分描述性统计

项目	有效样本（N）	均值（Mean）	标准差（Std D.）	最小值（Min）	最大值（Max）
政府	258	4.484	0.847	2	5
卫健委	258	2.950	0.909	1	5
医保部门	258	1.872	0.843	1	5
城市综合医院管理者	258	3.992	0.904	1	5
城市综合医院医生	258	2.930	1.041	1	5
普通二级医院管理者	258	2.798	1.192	1	5

续表

项目	有效样本（N）	均值（Mean）	标准差（Std D.）	最小值（Min）	最大值（Max）
普通二级医院医生	258	1.975	0.945	1	5
基层医疗机构管理者	258	3.560	0.949	1	5
基层医疗机构医生	258	2.845	0.929	1	5
患者（居民）	258	3.601	1.077	1	5

资料来源：SPSS 统计输出。

同理，我们需对上述结果进行配对样本 T 检验，检验结果如表 3 －9 所示。

表 3 －9　重要性维度评分均值差异的配对样本 T 检验结果

项目	1	2	3	4	5	6	7	8	9
1. 政府	—	—	—	—	—	—	—	—	—
2. 卫健委	1.534 *** (20.164)	—	—	—	—	—	—	—	—
3. 医保部门	2.612 *** (20.937)	1.078 (0.990)	—	—	—	—	—	—	—
4. 城市综合医院管理者	0.492 *** (6.448)	1.042 *** (－13.836)	2.120 *** (－13.922)	—	—	—	—	—	—
5. 城市综合医院医生	1.554 *** (18.197)	0.020 (0.226)	1.058 (－0.689)	1.062 *** (12.574)	—	—	—	—	—
6. 普通二级医院管理者	1.686 *** (18.520)	0.152 (1.545)	0.926 (0.803)	1.194 *** (13.502)	0.132 (1.321)	—	—	—	—
7. 普通二级医院医生	2.509 *** (27.349)	0.975 *** (8.199)	0.103 *** (7.499)	2.017 *** (21.464)	0.955 *** (7.284)	0.823 *** (5.517)	—	—	—
8. 基层医疗机构管理者	0.924 *** (15.870)	0.610 *** (－3.545)	1.688 *** (－5.059)	0.432 *** (9.521)	0.630 *** (－3.790)	0.762 *** (－5.064)	1.585 *** (－11.596)	—	—
9. 基层医疗机构医生	1.639 *** (21.229)	0.105 (1.273)	0.973 (0.345)	1.147 *** (14.142)	0.085 (0.952)	0.047 (－0.484)	0.870 *** (－7.000)	0.715 *** (5.123)	—
10. 患者（居民）	0.883 *** (10.254)	0.651 *** (－7.570)	1.729 *** (－8.835)	0.391 *** (4.529)	0.671 *** (－7.031)	0.803 *** (－7.529)	1.626 *** (－14.365)	0.041 *** (－3.897)	0.756 *** (－8.604)

注：*** 、** 和 * 分别表示在 1% 、5% 和 10% 的统计水平上显著。

资料来源：SPSS 统计输出。

配对样本 T 检验结果表明，卫健委与医保部门、城市综合医院医生、县级医院管理者和基层医疗机构医生、医保部门与城市综合医院医生、县级医院管理者和基层医疗机构医生、城市综合医院医生与县级医院管理者、基层医疗机构医生、县级医院管理者和基层医疗机构医生之间虽然在参与医疗机构分工协作的重要性维度评分均值方面存在差异，但是这种均值差异与“0”没有统计意义上的显著性差别，根据其均值大小并不能判断他们之间的合法性维度，其他排序均具有显著的统计学意义。

3. 从紧急性维度对利益相关者进行评分

按照上述方法对10类利益相关者在医疗机构分工协作过程中的紧急性维度评分，其描述性统计结果如表3－10所示。

表3－10　　10类利益相关者紧急性维度评分描述性统计

项目	有效样本（N）	均值（Mean）	标准差（Std D.）	最小值（Min）	最大值（Max）
政府	258	3.984	0.837	1	5
卫健委	258	2.899	0.997	1	5
医保部门	258	2.756	0.957	1	5
城市综合医院管理者	258	3.581	1.117	1	5
城市综合医院医生	258	3.008	1.095	1	5
普通二级医院管理者	258	2.798	1.192	1	5
普通二级医院医生	258	1.694	1.089	1	5
基层医疗机构管理者	258	3.598	1.008	1	5
基层医疗机构医生	258	1.922	1.063	1	5
患者（居民）	258	3.682	1.133	1	5

资料来源：SPSS统计输出。

10类利益相关者配对样本T检验结果如表3－11所示。

表3－11　　紧急性维度评分均值差异的配对样本T检验结果

项目	1	2	3	4	5	6	7	8	9
1. 政府	—	—	—	—	—	—	—	—	—
2. 卫健委	1.085*** (13.321)	—	—	—	—	—	—	—	—
3. 医保部门	1.228*** (15.410)	0.143 (1.611)	—	—	—	—	—	—	—

续表

项目	1	2	3	4	5	6	7	8	9
4. 城市综合医院管理者	0.403 *** (4.728)	0.682 *** (−7.371)	0.825 *** (−8.656)	—	—	—	—	—	—
5. 城市综合医院医生	0.976 *** (10.785)	0.109 (−1.155)	0.252 *** (−2.721)	0.573 *** (5.966)	—	—	—	—	—
6. 普通二级医院管理者	1.186 *** (15.409)	0.101 ** (2.243)	0.042 (0.736)	0.783 *** (9.575)	0.210 *** (3.157)	—	—	—	—
7. 普通二级医院医生	2.290 *** (20.475)	1.205 *** (6.785)	1.062 *** (5.284)	1.887 *** (13.798)	0.314 *** (7.331)	1.104 *** (4.126)	—	—	—
8. 基层医疗机构管理者	0.386 *** (9.413)	0.699 *** (−3.377)	0.842 *** (−5.239)	0.017 *** (4.272)	0.590 ** (−2.154)	0.800 *** (−5.602)	1.904 *** (−10.285)	—	—
9. 基层医疗机构医生	2.062 *** (13.555)	0.977 (−0.268)	0.834 * (−1.931)	1.659 *** (6.938)	1.086 (0.892)	0.876 *** (−2.667)	0.228 *** (−7.022)	1.676 *** (2.944)	—
10. 患者（居民）	0.302 *** (3.368)	0.783 *** (−8.008)	0.926 *** (−10.444)	0.101 (−1.063)	0.674 *** (−6.861)	0.884 *** (−10.037)	1.988 *** (−14.641)	0.084 *** (−5.066)	1.760 *** (−8.258)

注：***、** 和 * 分别表示在 1%、5% 和 10% 的统计水平上显著。

资料来源：SPSS 统计输出。

配对样本 T 检验结果表明，卫健委与医保部门、城市综合医院医生和基层医疗机构医生、医保部门县级医院管理者、城市综合医院医生与基层医疗机构医生之间虽然在参与医疗机构分工协作的紧急性维度评分均值方面存在差异，但是这种均值差异与“0”没有统计意义上的显著性差别，根据其均值大小并不能判断他们之间的紧急性维度，其他排序均具有显著的统计学意义。

3.5 分级诊疗背景下参与医疗机构分工协作关键利益相关者的确定

根据表 3－6 至表 3－11 可以准确推断出 10 类参与医疗机构分工协作的利益相关者在合法性、重要性和紧急性维度上评分的排序情况。由于在统计过程中使用了李克特5点计分法，故此处借鉴学者陈宏辉的三维分类方法，将5分划分为1～2分、2～3.5分、3.5～5分三段，根据这10类利益相关者在各维度上的得分均值将其归纳到相应的单元格内，并形成表3－12。

需要说明的是，在合法性维度评分过程中，县级医院管理者的得分均值为1.651（见前文表3－6），似乎应该归于合法性维度的“1～2分”区间段中，但根据表3－6配对样本T检验结果，县级医院管理者与卫健委、医保部门和基层医疗机构管理者虽然在合法性维度上的得分均值存在差异，但是并不具有统计学意义（$p>0.1$），因此可将他们归于同一区段。同理可知，在重要性维度评分过程中，医保部门应归于“2～3.5分”区段；在紧急性维度评分中，基层医疗机构医生应归于“2～3.5分”区段。

表3－12　10类利益相关者的三维分类结果

项目	[1,2)	[2,3.5)	[3.5,5]
合法性	普通二级医院医生	普通二级医院管理者、卫健委、医保部门、城市综合医院医生、基层医疗机构管理者、基层医疗机构医生	政府、城市综合医院管理者、患者（居民）
重要性	普通二级医院医生	医保部门、卫健委、城市综合医院医生、普通二级医院管理者、基层医疗机构医生	政府、城市综合医院管理者、基层医疗机构管理者、患者（居民）
紧急性	普通二级医院医生	基层医疗机构医生、卫健委、医保部门、城市综合医院医生、普通二级医院管理者	政府、城市综合医院管理者、基层医疗机构管理者、患者（居民）

根据表3－12中显示的10类利益相关者的三维分类结果可知，政府、城市综合医院管理者、患者（居民）三类利益相关者同时具备参与医疗机构分工协作的合法性、重要性和紧急性，且这三类利益相关者参与医疗机构分工协作的维度评分均值都在“3.5～5分”区间段，也进一步彰显其重要程度。因此，本章将政府、城市综合医院管理者及患者（居民）定义为参与医疗机构分工协作的关键利益相关者，这不仅有利于把握参与医疗机构分工协作的关键主体，明确政府、城市综合医院管理者及患者（居民）之间的关系定位，也有利于厘清关键利益相关者的利益诉求，进而为构建医疗机构分工协作机制提供理论依据。

3.6 本章小结

本章通过文献研究和专家咨询的方法对参与医疗机构分工协作的利益相关者进行梳理和筛选，阐述其促进医疗机构分工协作的作用机理，进而基于米切尔关于医疗机构分工协作的分类方法，邀请相关领域专家学者从合法性、重要性、紧急性三个维度对利益相关者进行评分，最终识别出参与医疗机构分工协作的三类关键利益相关者。这为下文运用演化博弈理论分析利益相关者参与医疗机构分工协作的稳定策略奠定了基础。

第4章　关键利益相关者视角下医疗机构分工协作演化博弈分析

协调关键利益相关者之间的行为博弈关系和满足各方利益相关者的利益诉求是促进医疗机构分工协作的重要途径。本章拟研究基于前文识别出的关键利益相关者，运用理论分析方法探讨关键利益相关者参与医疗机构分工协作的影响机理，并建立起相应的演化博弈模型，通过演化博弈与数值算例分析，探讨关键利益相关者参与医疗机构分工协作的均衡策略。

4.1　研究设计

4.1.1　演化博弈概述

传统经典博弈理论往往以完全理性人为研究对象，然而在现实生活中却很难发现完全理性的个体，大多数个体或群体往往是以有限理性人的身份存在，有限理性人在实际决策过程中是不可能一次就找到最优策略的，而往往是一个不断学习进化、不断进行自我调整与优化的过程，这也符合达尔文的进化思想。演化博弈理论正是基于达尔文的生物进化思想发展而来，是对经典博弈理论的完全理性假设的修正结果（Smith and Price，1973）。演化博弈理论假设人是理性的，其克服了经典博弈理论完全理性假设的局限性，并认为有限理性的所有博弈方会通过不断的学习模仿和调整等动态过程寻求最终的稳定策略，这就是演化稳定策略。这种有限理性、不完全信息以及重复博弈的过程都更加符合现实中的情况，所以，运用演化博弈理论来阐述和解释现实中存在的问题将具备更大的优越性。近年来，演化博弈理论得到了不断丰富与发展，在实践方面也得到了广泛应用，比如在研究企业社会责任实现机制、电子政务、生态工业问题等方面都发挥了突出作用（罗杭，2016；魏晓平和李昆，2005）。本书将演化博弈理论运用于医疗机构分工协作策略选择，不仅可以进一步丰富演化博弈理论，而且也是对演化博弈理论应用的发展与创新。

在演化博弈理论研究进程中，需要建立博弈学习和决策调整机制。但因为有限理性的博弈方通常会具有异质性，其在学习能力和理性层次等方面均存在诸多的不同，因此在考虑使用演化博弈决策机制（即最优反应动态与复制动态决策机制）时会对所采用的机制进行调整（张洪潮、何任，2010）。本书基于关键利益相关者视角探讨政府、城市综合医院管理者及患者（居民）参与医疗机构分工协作行为策略，认为三类关键利益相关者对于共同促进医疗机构分工协作的认识是有限的，只能判断和注重自身的短期既得利益，而对长期的整体利益预估不足，加上医疗信息所具有的不对称特征，各关键利益相关者之间的协作能力和学习速度就会变缓，因此本书将选用复制动态决策机制来解决这一难题。

4.1.2 复制动态模型

在自然界中，每一种生物都是通过自然选择、变异等途径进行生存和演化的，复制动态概念正是源于这一生物进化思想。而将生物进化思想中的自然选择机制和变异机制应用到现实博弈问题中就能形成演化博弈理论中的选择机制和调整机制。选择机制是指有限理性的利益相关者在重复博弈过程中会积累相关经验和相关信息，并不断选择收益更高策略，从而使得选择收益较高策略的利益相关者的比例越来越高。调整机制指在重复博弈的过程中，利益相关者会随机选择某一策略，然而这种结果具备不确定性，其收益会产生变化。结合本书的研究目标，政府、城市综合医院管理者和患者（居民）会为了获得更高的利益而不断对自身所选择的策略进行调整，最终选择收益最高的策略。可用动态微分方程表示为：

$$\frac{dx}{dt} = x(\mu - \bar{\mu}) \qquad (4-1)$$

其中，x 为选择某一类型策略博弈方的比例，$\frac{dx}{dt}$为 x 随时间的变化率，μ 为选择该策略的期望收益，$\bar{\mu}$ 为选择所有策略的期望收益。

4.1.3 演化博弈模型的适用性

医疗机构分工协作是各利益相关者共同作用的结果，但各利益相关者是否选择参与医疗机构分工协作取决于其自身利益诉求的实现程度，而这势必存在着矛盾与冲突，且各利益相关者的策略选择结果会相互影响。因此可以发现，政府、城市综合医院管理者和患者（居民）共同促进医疗机构分工协作是通过博弈来完成的，同时由于各关键利益相关者之间的信息不对称、环境不确定以及自身判断能力的局限，在决定是否参与医疗机构分工协作时，各关键利益相关者是有限理性的，不能一次性达到纳什均衡，所以医疗机构分工协作策略选择是有限理性博弈。具体来讲，在市场经济体制改革的背景下，城市综合医院在医疗服务过程中占据着绝对优势，笼络了大量的医疗卫生资源，这就加剧了患者（居民）“看病贵、看病难”问题，也容易导致产生医疗卫生资源浪费现象。由于各个层级医疗机构之间缺乏共同的利益协调和分配机制，且分工协作过程中各主体均具有理性经济人的特征，所以很难实现分工协作目标的可持续性发展。但城市综合医院同时保持着社会公益性的特质，其又承担着“确保人人享有基本医疗卫生服务”的重任，这时就需要政府进行宏观调控，而政府的宏观调控依赖于各个利益相关主体的分工协作，一旦某一利益相关者因自身利益诉求得不到满足而放弃参与分工协作，则会造成政府部门改革效率低下和投入损失。因此，不难推断，各利益相关者参与医疗机构分工协作的理性水平属于有限理性，其策略反应会受到自身环境的变化及政府政策的影响并逐渐形成一个动态的调整过程，且该过程在不断演化中趋向于平衡，并最终演化为稳定的博弈策略。也就是说，利益相关者参与医疗机构分工协作的过程是典型的演化博弈过程。

4.2 分级诊疗背景下医疗机构分工协作演化博弈模型的建立与分析

4.2.1 影响机理分析

明确关键利益相关者参与分工协作的稳定策略是构建医疗机构分工协作机制的前提，而策略的选择与利益相关者有着十分紧密的联系，各利益相关者在医疗服务系统中需要进行策略选择，并依赖相应策略来发挥其作用，同时也获得相关回报。但在现实中，由于利益相关者认知的有限理性和信息理解的不完全性，其无法准确判断何种策略最适合自己，因此很难有利益相关者一开始就能找到最优策略。此时，理性经济人的角色会影响到利益相关者的策略选择，他们会根据自身收益情况来确定所选择的策略，而这类策略将最终直接影响医疗机构分工协作机制的建立。同时，利益相关者所选择策略的收益并不是一成不变的，会受到环境因素、学习因素、能力因素等影响而发生改变，此时利益相关者会通过不断调整并逐步形成最优的稳定策略，进而实现医疗机构分工协作目标。因此，本书拟运用演化博弈理论来研究利益相关者参与医疗机构分工协作的行为策略及其所要达到的稳定状态，然而这种稳定状态取决于利益相关者的谈判能力，即利益相关者是否能在博弈过程中起到关键作用。此时关键利益相关者就会发挥决定性的作用，同时也会降低医疗机构分工协作目标实现的成本和复杂性。

通过前文分析可知，影响医疗机构分工协作的关键利益相关者包括政府、城市综合医院管理者和患者（居民）。但是这三类关键利益相关者的利益诉求并不一致，其会以自身利益最大化为原则进行决策，而决策的执行将直接影响医疗机构分工协作的效果。从政府角度看，政府致力于建立分级诊疗制度，促进医疗机构分工协作，但政府需对改革投入与取得的社会效率进行权衡。一方面，政府在人、财、物等多方面的投入旨在提升基层医疗服务能力、整合医疗卫生服务体系，从而促进医疗机构分工协作，有效节约医疗卫生资源；另一方面，医疗机构分工协作依赖多方主体共同参与，而各层级医疗机构作为理性经济人存在，容易产生逐利机制，进而影响分工协作效果，导致政府投入损失，因此可以假设政府的策略选择为（投入，不投入）。从城市综合医院管理者角度看，城市综合医院具有一定的运营性质，为了获得更高利润和吸纳更高端的专业人才和仪器设备等，在政府补偿有限的情况下其会不断扩张医院规模，加大“虹吸”效果；但同时医疗机构公益性的本质并没有变化，且其决策行为会受到政府管控，此时可以假设城市综合医院管理者的策略选择为（参与，不参与）。从患者（居民）角度看，患者（居民）就医秩序紊乱是导致医疗机构分工协作目标难以实现的一大重要因素，其会根据个人或家庭的收入情况、健康需求程度以及分工协作的效果选择基层首诊、双向转诊，也可能直接前往城市综合医院就诊，此时假设患者（居民）对医疗机构分工协作的策略选择为（选择，不选择）。三类关键利益相关者参与医疗机构分工协作的影响机理如图4－1所示。

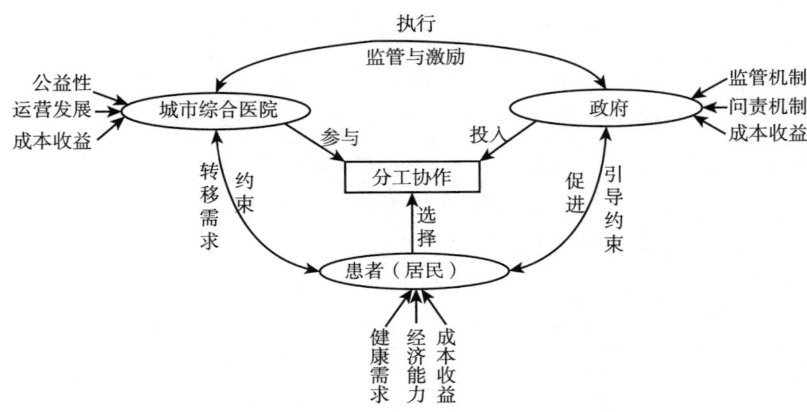

图4－1　关键利益相关者参与医疗机构分工协作的影响机理

4.2.2　模型假设

政府、城市综合医院管理者和患者（居民）中任何一类利益相关者的策略选择都会受到其他两类利益相关者的策略选择影响。这是因为三类关键利益相关者具备有限理性，而在信息不完全的情况下，这三类关键利益相关者在选择实现策略时很难确认各自利益是否达到最大化，而环境及能力的变化会促使各利益相关者调整各自策略。因此，可以说医疗机构分工协作机制的实现策略是经过关键利益相关者反复学习和调整后，最终形成的一种均衡稳定策略组合，这种策略组合并不能实现各关键利益相关者的利益最大化，但能均衡各关键利益相关者的利益诉求，从而实现医疗机构分工协作和社会效益整体提升。

综上，政府、城市综合医院管理者及患者（居民）三类关键利益相关者之间具有8种博弈组合，分别为（投入，参与，选择）（投入，参与，不选择）（投入，不参与，选择）（投入，不参与，不选择）（不投入，参与，选择）（不投入，参与，不选择）（不投入，参与，选择）（不投入，不参与，不选择）。为研究不同策略组合下各关键利益相关者选择策略的成本、收益及损失情况，本书设定如下参数（见表4－1）。

表4－1　　模型参数及其含义

参数符号	含　义
G_1	政府投入分工协作后给予医院的财政补偿
G_2	政府投入分工协作后对不实施医院给予的惩罚
G_3	政府投入分工协作付出的成本
G_4	政府不投入分工协作后产生影响的补救成本
G_5	政府投入分工协作后获得的潜在收益
H_1	城市综合医院参与分工协作的成本
H_2	城市综合医院参与分工协作的收入
H_3	城市综合医院不参与分工协作的成本
H_4	城市综合医院不参与分工协作的收入
P_1	患者（居民）选择分工协作后获得的政府支持
P_2	患者（居民）选择分工协作后自费医疗费用的降低部分
P_3	患者（居民）不选择分工协作的额外成本
P_4	患者（居民）选择分工协作后存在医疗质量降低的风险
P_5	政府对患者（居民）不选择分工协作给予的惩罚

假设在初始状态下，政府选择“投入”策略的比例为x，选择“不推动”的比例为1－x；城市综合医院管理者选择“参与”策略的比例为y，选择“不参与”的策略为1－y；患者选择“选择”策略的比例为z，选择“不选择”策略的比例为1－z。其中，$0 \leqslant x \leqslant 1$，$0 \leqslant y \leqslant 1$，$0 \leqslant z \leqslant 1$。根据以上假设

以及政府、城市综合医院管理者和患者（居民）三方策略的依存性，利用博弈得益矩阵建立基于关键利益相关者的演化模型如表4-2所示。

表4-2　关键利益相关者策略博弈的支付矩阵

关键利益相关者策略选择			患者（居民）	
			选择	不选择
政府投入	城市综合医院管理者	参与	$-G_3-G_1-P_1+G_5$； $H_2-H_1+G_1$； $P_1+P_2-P_4$	$-G_3-G_1-P_1+P_5$； $H_2-H_1+G_1+P_3$； $P_4-P_3-P_5$
		不参与	$-G_3-G_1-P_1+G_2$； $H_4+G_1-H_3-G_2$； $P_1+P_2-P_4$	$-G_3-G_1-P_1+G_2+P_5$； $H_4+G_1-H_3-G_2+P_3$； $P_4-P_3-P_5$
政府不投入	城市综合医院管理者	参与	G_5； H_2-H_1； P_2-P_4	0 $H_2-H_1+P_3$； P_4-P_3
		不参与	$-G_4$； H_4-H_3； P_2-P_4	$-G_4$； $H_4-H_3+P_3$； P_4-P_3

（1）当政府、城市综合医院管理者和患者（居民）的策略选择为（投入，参与，选择）时，政府部门投入分工协作需付出的成本为G_3，还需对城市综合医院进行财政补偿G_1和提升患者（居民）选择分工协作后医保报销比例P_1。同时，政府投入分工协作后城市综合医院参与和患者（居民）选择后会给政府带来医疗卫生资源得到充分利用、居民健康程度提升、政绩显著等潜在收益G_5；城市综合医院参与分工协作付出的成本为H_1，此时医院运营收益为H_2、政府给予的补偿为G_1；患者（居民）选择分工协作会获得政府相应的支持（提高医保报销比例等）P_1，参与分工协作选择基层首诊后，患者（居民）医疗费用降低部分为P_2，但同时也会因基层医院医疗卫生资源有限、医疗技术水平低等原因产生医疗成本P_4。

（2）当政府、城市综合医院管理者和患者（居民）的策略选择为（投入，参与，不选择）时，政府部门投入分工协作需付出的成本为G_3，还需对城市综合医院进行财政补偿G_1，此时由于患者（居民）不选择参与分工协作，政府会通过提升医疗服务价格或降低其医保报销比例的手段对该类患者进行惩罚，记为 P_5；城市综合医院参与分工协作付出的成本为 H_1，此时医院运营收益为 H_2、政府给予的补偿为 G_1，此时由于患者（居民）不选择分工协作，故城市综合医院收入增加患者不选择分工协作的额外成本 P_3；患者（居民）不选择分工协作后，其就医质量 P_4 得到了满足，但与此同时付出了其不选择分工协作后付出的额外成本 P_3，且要面临政府通过提升医疗服务价格或降低其医保报销比例的手段对该类患者进行惩罚 P_5。

（3）当政府、城市综合医院管理者和患者（居民）的策略选择为（投入，不参与，选择）时，政府部门投入分工协作付出成本 G_3，还需对城市综合医院进行财政补偿 G_1 和提升患者（居民）选择分工协作后医保报销比例 P_1，但由于城市综合医院不参与分工协作，政府需对其进行惩罚，记为 G_2；城市综合医院不参与分工协作时的所有成本为 H_3，所有收入为 H_4，此时由于政府对城市综合医院进行财政补偿 G_1，但由于城市综合医院不参与分工协作，受到政府惩罚为 G_2；患者（居民）选择分工协作后获得政府支持 P_1，且自费医疗费用降低为 P_2，但此时由于患者（居民）选择分工协作，也存在着医疗质量降低、心理健康期望得不到满足等风险，记为 P_4。

（4）当政府、城市综合医院管理者和患者（居民）的策略选择为（投入，不参与，不选择）时，政府部门投入分工协作付出成本 G_3，还需对城市综合医院进行财政补偿 G_1 和提升患者（居民）选择分工协作后医保报销比例 P_1，但由于城市综合医院和患者（居民）均不参与分工协作，政府需对其进行惩罚，分别记为 G_2 和 P_5；城市综合医院不参与分工协作时的所有成本为 H_3，不参与分工协作的收入为 H_4，此外，患者不选择分工协作，城市综合医院增加收入 P_3，此时由于政府对城市综合医院进行财政补偿 G_1，但由于城市综合医院不参与分工协作，受到政府惩罚为 G_2；患者（居民）不选择分工协作后，其就医质量 P_4 得到了满足，但与此同时付出了其不选择分工协作后付出的额外成本 P_3，且要面临政府通过提升医疗服务价格或降低其医保报销比例的手段对该类患者进行惩罚 P_5。

（5）当政府、城市综合医院管理者和患者（居民）的策略选择为（不投入，参与，选择）时，政府部门没有投入分工协作，但城市综合医院管理者和患者（居民）参与分工协作，故政府部门同样获得潜在收益 G_5；此时城市综合医院因参与分工协作付出成本 H_1，获得收入为 H_2；患者（居民）选择参与分工协作，此时由于患者选择了基层首诊，故医疗费用降低，记为 P_2，但与此同时，其也存在着医疗质量降低和心理健康诉求得不到满足的风险 P_4。

（6）当政府、城市综合医院管理者和患者（居民）的策略选择为（不投入，参与，不选择）时，由于政府和患者均不选择参与分工协作，故医疗机构分工协作效率将达不到预期效果，所以政府部门的收益为0；而城市综合医院参与分工协作付出成本 H_1，获得收入为 H_2，此外，由于患者选择不参与分工协作，故其会跳过基层首诊直接前往城市综合医院就诊，此时城市综合医院增加额外收入为 P_3；患者（居民）不选择分工协作后，其就医质量 P_4 得到了满足，但与此同时付出了其不选择分工协作后付出的额外成本 P_3。

（7）当政府、城市综合医院管理者和患者（居民）的策略选择为（不投入，不参与，选择）时，由于政府选择不投入和城市综合医院选择不参与医疗机构分工协作，故可能会存在政府不投入分工协作后产生影响的补救成本 G_4；城市综合医院不参与分工协作的收入为 H_4，不参与分工协作的支出为 H_3；患者（居民）选择参与分工协作，此时由于患者选择了基层首诊，故医疗费用降低，记为 P_2，但与此同时，其也存在着医疗质量降低和心理健康诉求得不到满足的风险 P_4。

（8）当政府、城市综合医院管理者和患者（居民）的策略选择为（不投入，不参与，不选择）时，由于政府不投入、城市综合医院不参与和患者（居民）不选择医疗机构分工协作，政府会产生不投入分工协作后造成影响的补救成本 G_4；城市综合医院不参与分工协作的收入为 H_4，不参与分工协作的支出为 H_3，此外由于患者选择不参与分工协作，故其会跳过基层首诊直接前往城市综合医院就诊，此时城市综合医院增加额外收入为 P_3；患者（居民）不选择分工协作后，其就医质量 P_4 得到了满足，但与此同时付出了其不选择分工协作后付出的额外成本 P_3。

4.2.3 模型复制动态方程

设政府、城市综合医院管理者和患者（居民）的博弈模型中政府选择“投入”和“不投入”策略的期望收益分别为 U_{11} 和 U_{12}，平均期望收益为 U_1，则有：

$$U_{11} = yz(-G_3 - G_1 - P_1 + G_5) + y(1-z)(-G_3 - G_1 - P_1 + P_5) + z(1-y)(-G_3 - G_1 - P_1 + G_2) + (1-y)(1-z)(-G_3 - G_1 - P_1 + G_2 + P_5) \quad (4-2)$$

$$U_{12} = yzG_5 + z(1-y)(-G_4) + (1-y)(1-z)(-G_4) \quad (4-3)$$

$$U_1 = xU_{11} + (1-x)U_{12} \quad (4-4)$$

同理，城市综合医院管理者选择“参与”和“不参与”策略的期望收益分别为 U_{21} 和 U_{22}，平均期望收益为 U_2，则有：

$$U_{21} = xz(H_2 - H_1 + G_1) + x(1-z)(H_2 - H_1 + G_1 + P_3) + z(1-x)(H_2 - H_1) + (1-x)(1-z)(H_2 - H_1 + P_3) \quad (4-5)$$

$$U_{22} = xz(H_4 + G_1 - H_3 - G_2) + x(1-z)(H_4 + G_1 - H_3 - G_2 + P_3) + z(1-x)(H_4 - H_3) + (1-x)(1-z)(H_4 - H_3 + P_3) \quad (4-6)$$

$$U_2 = yU_{21} + (1-y)U_{22} \quad (4-7)$$

患者选择“选择”与“不选择”策略的期望收益分别为 U_{31} 和 U_{32}，平均期望收益为 U_3，则有：

$$U_{31} = xy(P_1 + P_2 - P_4) + x(1-y)(P_1 + P_2 - P_4) + y(1-x)(P_2 - P_4) + (1-x)(1-y)(P_2 - P_4) \quad (4-8)$$

$$U_{32} = xy(P_4 - P_3 - P_5) + x(1-y)(P_4 - P_3 - P_5) + (1-x)y(P_4 - P_3) + (1-x)(1-y)(P_4 - P_3) \quad (4-9)$$

$$U_3 = zU_{31} + (1-z)U_{32} \quad (4-10)$$

根据生物进化思想，政府、城市综合医院管理者及患者在参与医疗机构分工协作时，会选择收益较高的策略来调整个人策略。因此，三类关键利益相关者选择不同策略的比例将受到影响，可以发现利益相关者选择某一策略比例的变化速度与该比例及其收益超过平均收益的幅度呈正相关关系，可以用复制动态方程表示。

（1）政府选择“投入”比例的复制动态方程为：

$$F(x) = \frac{dx}{dt} = x(U_{11} - U_1) = x(1-x)[(-G_3 - G_1 - P_1) + (1-y)(G_2 + G_4) + (1-z)P_5] \quad (4-11)$$

令 $F(x)=0$，可得复制动态方程的两个均衡点 $x^*=0$ 和 $x^*=1$。

根据复制动态方程的稳定性定理及演化稳定策略的性质，当 $(-G_3-G_1-P_1)+(1-y)(G_2+G_4)+(1-z)P_5=0$ 时，$F'(x)=0$，此时所有 x 均为稳定策略，见图 4-2（a）。当 $(-G_3-G_1-P_1)+(1-y)(G_2+G_4)+(1-z)P_5>0$ 时，$F'(1)<0$，$F'(0)>0$，此时 $x^*=1$ 为演化稳定策略。这说明当政府投入医疗机构分工协作后的收益大于其不投入产生的收益时，有限理性的政府会选择投入医疗机构分工协作。所以在此状况下，即使初始状态 $x^*=0$，其也会向 $x^*=1$ 的状态演化并趋于稳定，见图 4-2（b）。当 $(-G_3-G_1-P_1)+(1-y)(G_2+G_4)+(1-z)P_5<0$ 时，$F'(1)>0$，$F'(0)<0$，此时 $x^*=0$ 为演化稳定策略。这说明当政府投入医疗机构分工协作后的收益小于其不投入分工协作产生的收益时，有限理性的政府会选择不投入医疗机构分工协作，见图 4-2（c）。在此状况下，当初始状态 $x^*=0$ 时，其会保持稳定，当 $x^*=1$ 时，其会向 $x^*=0$ 状态演化并趋于稳定。

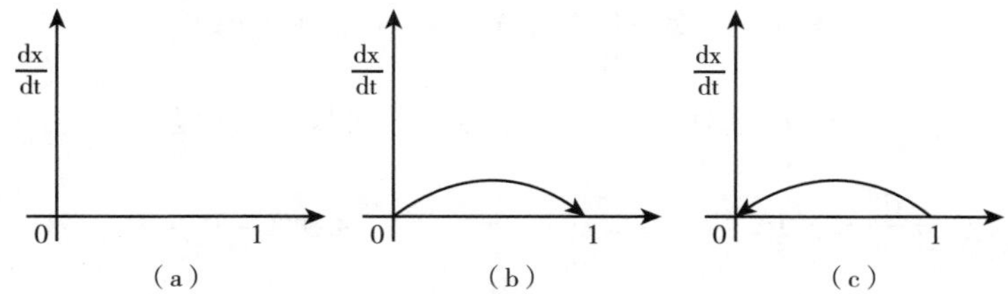

图 4-2 政府复制动态策略

（2）城市综合医院管理者选择“参与”比例的复制动态方程为：

$$
\begin{aligned}
F(y)&=\frac{dy}{dt}=y(U_{21}-U_2)\\
&=y(1-y)(xG_2-H_1+H_2+H_3-H_4) \qquad (4-12)
\end{aligned}
$$

令 $F(y)=0$，可得复制动态方程的两个均衡点 $y^*=0$ 和 $y^*=1$。

根据复制动态方程的稳定性定理及演化稳定策略的性质，当 $xG_2-H_1+H_2+H_3-H_4$ 时，$F'(y)=0$，此时所有 y 均为稳定策略，见图 4-3（a）。当 $xG_2-H_1+H_2+H_3-H_4>0$ 时，$F'(1)<0$，$F'(0)>0$，此时 $y^*=1$ 为演化稳定策略。这说明当城市综合医院参与医疗机构分工协作后的收益大于其不参与分工协作产生的收益时，有限理性的城市综合医院管理者会选择参与医疗机构分工协作。所以在此状况下，即使初始状态 $y^*=0$，其也会向 $y^*=1$ 的状态演化并趋于稳定，见图 4－3（b）。当 $xG_2-H_1+H_2+H_3-H_4<0$ 时，$F'(1)>0$，$F'(0)<0$，此时 $y^*=0$ 为演化稳定策略。这说明当城市综合医院参与医疗机构分工协作后的收益小于其不参与分工协作产生的收益时，有限理性的城市综合医院管理者会选择不参与医疗机构分工协作，见图 4－3（c）。在此状况下，当初始状态 $y^*=0$ 时，其会保持稳定，当 $y^*=1$ 时，其会向 $y^*=0$ 状态演化并趋于稳定。

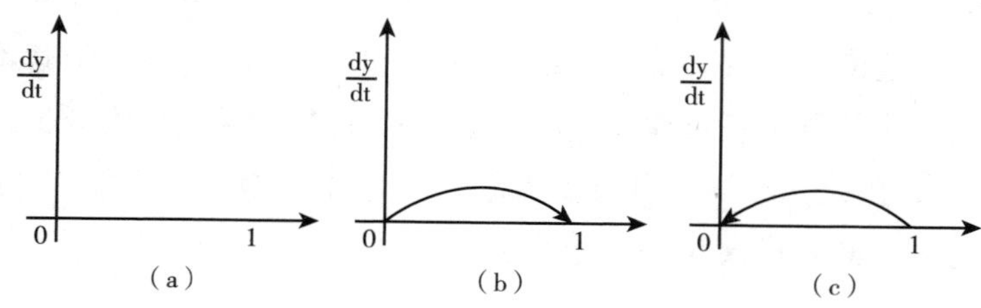

图 4－3　城市综合医院管理者复制动态策略

（3）患者（居民）选择“选择”比例的复制动态方程为：

$$F(z)=\frac{dz}{dt}=z(U_{31}-U_3)=z(1-z)[x(P_1+P_5)+P_2+P_3-2P_4] \tag{4-13}$$

令 $F(z)=0$，可知复制动态方程的两个均衡点 $z^*=0$ 和 $z^*=1$。

根据复制动态方程的稳定性定理及演化稳定策略的性质，当 $x(P_1+P_5)+P_2+P_3-2P_4=0$ 时，$F'(z)=0$，此时所有 z 均为稳定策略，见图 4－4（a）。当 $x(P_1+P_5)+P_2+P_3-2P_4>0$ 时，$F'(1)<0$，$F'(0)>0$，此时 $z^*=1$ 为演化稳定策略。这说明当患者（居民）选择医疗机构分工协作后的收益大于其不选择分工协作产生的收益时，有限理性的患者（居民）会选择参与医疗机构分工协作。所以在此状况下，即使初始状态 $z^*=0$，其也会向 $z^*=1$ 的状态演化并趋于稳定，见图 4－4（b）。当 $x(P_1+P_5)+P_2+P_3-2P_4<0$ 时，$F'(1)>0$，$F'(0)<0$，此时 $z^*=0$ 为演化稳定策略。这说明当患者（居民）选择医疗机构分工协作后的收益小于其不选择分工协作产生的收益时，有限

理性的患者（居民）会选择不参与医疗机构分工协作，见图4-4（c）。在此状况下，当初始状态 $z^*=0$ 时，其会保持稳定，当 $z^*=1$ 时，其会向 $z^*=0$ 状态演化并趋于稳定。

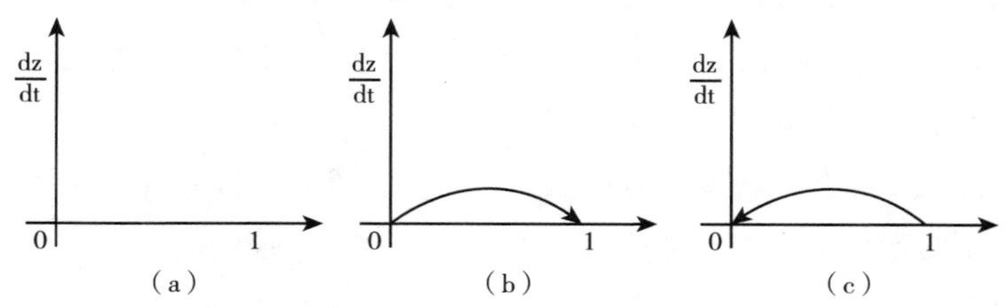

图4-4 患者（居民）复制动态策略

4.2.4 复制动态方程演化策略

根据模型复制动态方程可得出演化均衡点和关键利益相关者参与医疗机构分工协作均衡策略。具体如下：

（1）在政府层面，$F'(x)$ 的符号与 $(-G_3-G_1-P_1)+(1-y)(G_2+G_4)+(1-z)P_5$ 有关，可以推断，当降低政府投入分工协作付出的成本 G_3、降低政府投入分工协作后给予医院的财政补偿 G_1 和降低患者（居民）选择分工协作后获得的政府支持 P_1，以及降低城市综合医院管理者和患者（居民）选择参与医疗机构分工协作的比例时，都将有利于促进政府投入医疗机构分工协作。不难理解，在当前医疗卫生资源总量不充分、结构不平衡，且国家卫生投入程度仍然不高的现实背景下，医疗机构分工协作是需要各方主体共同参与完成的，现实中多数城市综合医院为了寻求自身发展不断进行床位扩张、人员扩充等，其参与医疗机构分工协作的动机并不强烈（陈航和王雪峰，2015），这严重制约了政府想要投入医疗机构分工协作的积极性和实际操作效果。而由于（患者）居民经济能力和健康需求的提升，更多的患者为了获得更高的医疗服务质量，倾向于直接前往城市综合医院就诊，这增加了政府投入分工协作的风险和收益。此外，当城市综合医院管理者和患者（居民）均选择不参与医疗机构分工协作的比例越多，医疗卫生服务体系将更加紊乱，医疗卫生资源浪费将越来越严重，同时也会对政府声誉造成严重影响，这就要求政府加大医疗机构分工协作投入力度。需要指出的是，尽管政府的策略选择会因城市综合医院和患者（居民）选择不参与分工协作比例增加而增加，但这并不能说明政府策略选择会因城市综合医院和患者（居民）选择参与分工协作的比例降低而降低。因此，在收益不确定情况下，政府是否投入分工协作的决策很大程度上依赖于其投入成本及城市综合医院管理者和患者（居民）的参与分工协作的比例。同时，政府部门在投入医疗机构分工协作过程中应当注重改革效率，降低投入成本。

（2）在城市综合医院管理者层面，$F'(y)$ 的符号与 $xG_2-H_1+H_2+H_3-H_4$ 有关，可以推断当增加政府投入分工协作的比例 x、政府投入分工协作后对城市综合医院不参与分工协作的惩罚 G_2、城市综合医院参与分工协作的所有收入 H_2 和城市综合医院不参与分工协作的所有成本 H_3，以及降低城市综合医院参与分工协作的所有成本 H_1 和城市综合医院不参与分工协作的所有收入 H_4 时，将有利于促进城市综合医院管理者参与医疗机构分工协作。城市综合医院管理者在选择是否参与医疗机构分工协作时，一方面受到政府相关政策和改革要求影响，另一方面受到自身运营发展及市场化竞争机制驱动，所以作为有限理性的城市综合医院管理者在选择参与医疗机构分工协作时希望政府能够加大投入提高自身收入，同时又受制于政府的规章和惩罚压力而选择参与分工协作。此外，降低城市综合医院参与分工协作的成本和增加收入、增加其不参与分工协作的成本和降低不参与分工协作的收入均有利于促进城市综合医院参与医疗机构分工协作，而这更多地依赖于政府的宏观调控和改革效率。

（3）在患者（居民）层面，$F'(z)$ 的符号与 $xP_1+P_2-P_4=0$ 有关，可以推断当增加政府投入分工协作的比例 x、患者（居民）选择分工协作后获得的政府支持 P_1 和患者（居民）选择分工协作后自费医疗费用的降低部分 P_2，以及降低患者（居民）选择分工协作后产生医疗质量降低的成本 P_4 时，将有利于促进患者（居民）选择医疗机构分工协作。患者（居民）的就医秩序紊乱，需要政府进行引导和规范，但患者（居民）作为有限理性经济人，其同样倾向于在最低成本投入的情况下获得满意的医疗质量，而目前患者不选择基层首诊的主要原因是基层医疗机构服务能力不强，患者对基层医疗水平不信任。这就需要政府加强改革力度，采取调节医保支付方式、提高患者基层就诊报销比例、降低基层医疗服务收费标准等方式促进医疗机构分工协作、引导患者（居民）规范就医。同时，患者（居民）选择分工协作还需要基层医疗机构能够切实提升医疗水平，保证患者在基层能够“看得好病”，增强患者信任度、满意度。

4.3 关键利益相关者参与医疗机构分工协作均衡策略的稳定性分析

正如前文所述，医疗机构分工协作策略的实现并不取决于某一类或者某两类关键利益相关者的稳定实现策略，而需要所有关键利益相关者在均衡点都能够达到稳定的状态，均衡点的稳定性可通过雅克比矩阵局部稳定性分析得知。联立政府、城市综合医院管理者和患者（居民）策略选择的复制动态方程得：

$$\begin{cases} F(x)=x(1-x)[(-G_3-G_1-P_1)+(1-y)(G_2+G_4)+(1-z)P_5]=0 \\ F(y)=y(1-y)(xG_2-H_1+H_2+H_3-H_4)=0 \\ F(z)=z(1-z)[x(P_1+P_5)+P_2+P_3-2P_4]=0 \end{cases} \tag{4-14}$$

对上式进行求解，可知政府、城市综合医院管理者和患者（居民）策略选择的8个均衡点$D_1(0,0,0)$、$D_2(1,0,0)$、$D_3(1,1,0)$、$D_4(0,1,0)$、$D_5(1,0,1)$、$D_6(1,1,1)$、$D_7(0,1,1)$、$D_8(0,0,1)$。上述8个均衡点构成了演化博弈解域$\Omega=\{(x,y,z)\mid 0<x<1,0<y<1,0<z<1\}$。通常情况下，域$\Omega$内还应存在满足式（4－15）方程的均衡点$D_0(x_0,y_0,z_0)$。

$$\begin{cases} (-G_3-G_1-P_1)+(1-y)(G_2+G_4)+(1-z)P_5=0 \\ xG_2-H_1+H_2+H_3-H_4=0 \\ x(P_1+P_5)+P_2+P_3-2P_4=0 \end{cases} \tag{4-15}$$

但进一步求解发现式（4－15）无解，故此处需将该均衡点$D_0(x_0,y_0,z_0)$舍去。

上述8个均衡点代表了政府、城市综合医院管理者及患者（居民）所建立起的三方演化博弈模型均衡解，但还需证明其是否存在着能够让三方演化博弈模型达到稳定的均衡状态，因此，需进一步计算式（4－14）的雅克比矩阵的行列式、迹值和符号来分析上述均衡点的稳定性。

式（4-12）、式（4-13）和式（4-14）的雅克比矩阵为：

$$J=\begin{bmatrix}\frac{\partial F(x)}{\partial x} & \frac{\partial F(x)}{\partial y} & \frac{\partial F(x)}{\partial z}\\ \frac{\partial F(y)}{\partial x} & \frac{\partial F(y)}{\partial y} & \frac{\partial F(y)}{\partial z}\\ \frac{\partial F(z)}{\partial x} & \frac{\partial F(z)}{\partial y} & \frac{\partial F(z)}{\partial z}\end{bmatrix}$$

$$=\begin{bmatrix}(1-2x)[(-G_3-G_1-P_1)+(1-y)(G_2+G_4)+(1-z)P_5] & x(1-x)(-G_2-G_4) & x(1-x)P_5\\ y(1-y)G_2 & (1-2y)(xG_2-H_1+H_2+H_3-H_4) & 0\\ z(1-z)(P_1+P_5) & 0 & (1-2z)[x(P_1+P_5)+P_2+P_3-2P_4]\end{bmatrix} \tag{4-16}$$

由此可知，雅克比矩阵的行列式 DetJ 和迹值 TrJ 分别为：

$$\begin{aligned}DetJ=&(1-2x)[(-G_3-G_1-P_1)+(1-y)(G_2+G_4)+(1-z)P_5]\\&\times(1-2y)(xG_2-H_1+H_2+H_3-H_4)\\&\times(1-2z)[x(P_1+P_5)+P_2+P_3-2P_4]-x(1-x)P_5\\&\times(1-2y)(xG_2-H_1+H_2+H_3-H_4)\\&\times z(1-z)(P_1+P_5)-y(1-y)G_2\times x(1-x)(-G_2-G_4)\\&\times(1-2z)[x(P_1+P_5)+P_2+P_3-2P_4]\end{aligned} \tag{4-17}$$

$$\begin{aligned}TrJ=&(1-2x)[(-G_3-G_1-P_1)+(1-y)(G_2+G_4)+(1-z)P_5]\\&+(1-2y)(xG_2-H_1+H_2+H_3-H_4)\\&+(1-2z)[x(P_1+P_5)+P_2+P_3-2P_4]\end{aligned} \tag{4-18}$$

将均衡点 $D_1(0,0,0)$ 代入式（4-17）和式（4-18）中可得 $DetJ_1=(-G_3-G_1-P_1+G_2+G_4-P_5)\times(-H_1+H_2+H_3-H_4)\times(P_2+P_3-2P_4)$ 和 $TrJ_1=(-G_3-G_1-P_1+G_2+G_4-P_5)+(-H_1+H_2+H_3-H_4)+(P_2+P_3-2P_4)$。同理可以求得其他均衡点结果。

为了使得博弈各方的收益更加接近现实，需增加相关约束条件。在当前医疗卫生资源总量不足、结构布局不合理、居民就医秩序紊乱的现实背景下，医疗机构分工协作势在必行，政府投入医疗机构分工协作已成为医药卫生改革领域的一项重要任务，因此本书假设政府参与医疗机构分工协作的所有投入小于其不投入分工协作后产生影响的补救成本，即 $G_1 + G_3 + P_1 < G_4$；政府投入分工协作后给予医院的财政补偿小于政府投入分工协作后对不实施医院给予的惩罚，即 $G_1 < G_2$，假设政府投入分工协作后对不实施分工协作医院给予的惩罚大于政府投入分工协作付出的成本与给予医院的补偿之和，即 $G_2 > G_1 + G_3$。在政策推动及经济调节作用下，参与分工协作将推动政府、城市综合医院及患者（居民）三方共赢，因此这里假设城市综合医院参与分工协作的成本小于分工协作后的收入，即 $H_1 < H_2$；而城市综合医院不参与分工协作的成本大于其不参与分工协作的收入，即 $H_3 > H_4$。患者（居民）选择分工协作后获得的政府支持小于政府对患者（居民）不选择分工协作给予的惩罚且小于政府投入分工协作后对不实施分工协作医院给予的惩罚，即 $P_1 < P_5 < G_2$；医疗机构分工协作后，基层医疗机构服务能力得到发展，此时假设患者（居民）选择分工协作后自费医疗费用降低部分大于其选择分工协作后产生的医疗质量降低成本，即 $P_3 > P_2 > P_4$；患者（居民）选择分工协作后获得的政府支持和自费医疗费用降低部分之和小于其不选择分工协作而受到政府给予的惩罚，即 $P_1 + P_2 < P_5$。基于上述假设可知，$DetJ_1 > 0$，$TrJ_1 > 0$，因此可以确定均衡点 $D_1(0,0,0)$ 为不稳定点。同理可以求得其他均衡点的稳定性分析结果，当 $DetJ > 0$，$TrJ < 0$ 时，该均衡点即为系统中的演化稳定策略（ESS），具体结果见表4－3。

表4－3　均衡点稳定性分析结果

均衡点	行列式	符号	迹	符号	结果
$D_1(0,0,0)$	$(-G_3 - G_1 - P_1 + G_2 + G_4 + P_5) \times (-H_1 + H_2 + H_3 - H_4) \times (P_2 + P_3 - 2P_4)$	+	$(-G_3 - G_1 - P_1 + G_2 + G_4 + P_5) + (-H_1 + H_2 + H_3 - H_4) + (P_2 + P_3 - 2P_4)$	+	不稳定点
$D_2(1,0,0)$	$(G_3 + G_1 + P_1 - G_2 - G_4 - P_5) \times (G_2 - H_1 + H_2 + H_3 - H_4) \times (P_1 + P_5 + P_2 + P_3 - 2P_4)$	–	$(G_3 + G_1 + P_1 - G_4 - P_5) + (-H_1 + H_2 + H_3 - H_4) + (P_1 + P_5 + P_2 + P_3 - 2P_4)$	不确定	鞍点

续表

均衡点	行列式	符号	迹	符号	结果
$D_3(1,1,0)$	$(-G_3-G_1-P_1+P_5)\times(G_2-H_1+H_2+H_3-H_4)\times(P_1+P_5+P_2+P_3-2P_4)$	−	$(G_3+G_1+P_1-P_5)+(H_1-G_2-H_2-H_3+H_4)+(P_1+P_5+P_2+P_3-2P_4)$	+	鞍点
$D_4(0,1,0)$	$(-G_3-G_1-P_1+P_5)\times(H_1-H_2-H_3+H_4)\times(P_2+P_3-2P_4)$	+	$(-G_3-G_1-P_1+P_5)+(H_1-H_2-H_3+H_4)+(P_2+P_3-2P_4)$	不确定	不稳定点
$D_5(1,0,1)$	$(G_3+G_1+P_1-G_2-G_4)\times(G_2-H_1+H_2+H_3-H_4)\times(-P_1-P_5-P_2-P_3+2P_4)$	+	$(G_3+G_1-G_4)+(-H_1+H_2+H_3-H_4)+(-P_5-P_2-P_3+2P_4)$	不确定	不稳定点
$D_6(1,1,1)$	$(G_3+P_1+G_1)\times(-G_2+H_1-H_2-H_3+H_4)\times(-P_1-P_5-P_2-P_3+2P_4)$	+	$(G_3+G_1)+(-G_2+H_1-H_2-H_3+H_4)+(-P_5-P_2-P_3+2P_4)$	−	ESS
$D_7(0,1,1)$	$(-G_1-P_1-G_3)\times(H_1-H_2-H_3+H_4)\times(-P_2-P_3+2P_4)$	−	$(-G_1-P_1-G_3)+(H_1-H_2-H_3+H_4)+(-P_2-P_3+2P_4)$	−	不稳定点
$D_8(0,0,1)$	$(-G_3-G_1-P_1+G_2+G_4)\times(-H_1+H_2+H_3-H_4)\times(2P_4-P_2-P_3)$	−	$(-G_3-G_1-P_1+G_2+G_4)+(-H_1+H_2+H_3-H_4)+(2P_4-P_2-P_3)$	不确定	鞍点

由于处于均衡状态的点不一定是演化稳定策略，还需进一步判断其是否处于局部稳定状态，因此基于前文提出的政府、城市综合医院管理者及患者（居民）参与医疗机构分工协作后各利益相关者获得的包括经济层面、精神层面、效率层面等方面的收益均大于其采取不参与分工协作策略时收益的假设，得出各均衡点的稳定性分析结果，即当政府、城市综合医院管理者与患者（居民）均选择参与医疗机构分工协作策略时，三类关键利益相关者的收益大于自身选择（不投入，不参与，不选择）策略时的收益，此时均衡结果为（1,1,1），整个系统将达到局部稳定状态，均衡点 $D_6(1,1,1)$ 为 ESS，是这三类关键利益相关者完全合作的状态，对医疗机构分工协作来讲，这是一种稳定和理想状态，有利于分析出关键利益相关者视角下医疗机构分工协作的选择策略。

结合现实分析可知，城市综合医院规模不断扩张"虹吸"了大量医疗卫生资源，城市综合医院"门庭若市"、基层医疗机构"门可罗雀"现象不断加剧。这就促使政府部门加快建立分级诊疗制度和构建医疗机构分工协作机制，然而在政府卫生投入总量不足、医疗卫生资源有限、医疗机构分工协作涉及利益相关主体杂的背景下，政府作为有限理性个体，也会将投入医疗机构分工协作的成本及其收益作为决策依据。城市综合医院一方面需执行政府下达的参与医疗机构分工协作的要求，同时又要考虑自身的运营发展，所以城市综合医院管理者在决策过程中也会将其参与分工协作的收益与成本相挂钩；患者（居民）作为医疗服务接受者，在当前政策环境、经济环境背景下拥有绝对的就医自由选择权，但政府可以通过调控其就医费用及医保报销比例等经济手段来引导患者规范就医，而患者（居民）的健康需求满意度和就医感受等又将成为制约医疗机构分工协作的因素。

综上可知，医疗机构分工协作实现策略是一个不断选择且漫长的过程，需要各个关键利益相关者共同参与和分工协作完成。由此推断，医疗机构分工协作的实现策略是一个演化博弈过程，每一个利益相关者之间都会或多或少存在着竞争与合作关系，作为有限理性主体的各利益相关者会通过学习和复制自身收益较多的策略，通过不断演化与决策，最终达到一种稳定的理想状态，这种稳定和理想状态的医疗机构分工协作策略是各个利益相关者的均衡结果，可以保证整体社会效益的最大化，也有助于各利益相关者共同参与医疗机构分工协作和推动医疗卫生事业长远发展。

4.4 数值算例与分析

为进一步验证上述结论，本书在基于约束条件和复制动态方程的基础上，运用 Matlab 工具对三类关键利益相关者选择参与医疗机构分工协作的演化过程进行数值实验，分析各参数变化对演化结果的影响。此时，假设 x_0、y_0 和 z_0 分别表示政府选择“投入”策略、城市综合医院管理者选择“参与”策略和患者（居民）选择“选择”策略的初始比例。参数的取值分别为 $G_1=0.1$，$G_2=0.5$，$G_3=0.2$，$G_4=0.6$，$G_5=0.5$，$H_1=0.1$，$H_2=0.2$，$H_3=0.4$，$H_4=0.2$，$P_1=0.1$，$P_2=0.2$，$P_3=0.3$，$P_4=0.1$，$P_5=0.4$。

4.4.1 政府投入医疗机构分工协作的仿真分析

当 $y_0>0.5$ 时，取 $y_0=0.6$，当 $z_0>0.5$ 时，取 $z_0=0.6$。此时，政府选择

投入医疗机构分工协作的动态演化过程如图 4－5 所示。分析认为，当城市综合医院管理者参与和患者（居民）选择医疗机构分工协作概率较大时，政府投入医疗机构分工协作的概率会最终收敛于 1，即政府会积极投入医疗机构分工协作。

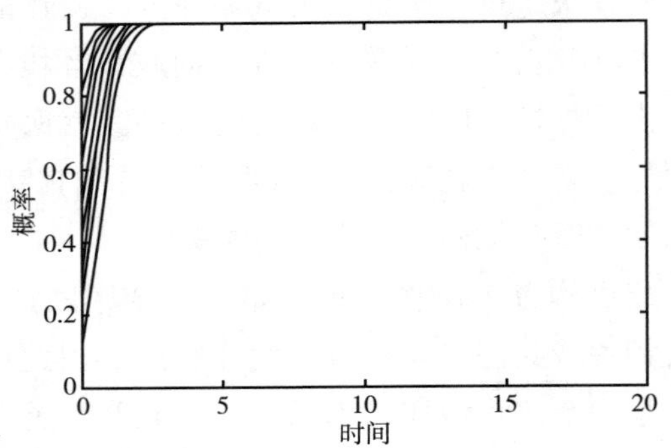

图 4－5 当 $y_0>0.5$、$z_0>0.5$ 时，政府投入分工协作的动态演化过程

资料来源：Matlab 输出。

当 $y_0>0.5$ 时，取 $y_0=0.6$，当 $z_0<0.5$ 时，取 $z_0=0.1$。此时，政府选择投入医疗机构分工协作的动态演化过程如图 4－6 所示。分析认为，当城市综合医院管理者参与医疗机构分工协作概率较大和患者（居民）选择医疗机构分工协作概率较小时，政府投入医疗机构分工协作的概率会最终收敛于 0，即政府不会积极投入医疗机构分工协作。

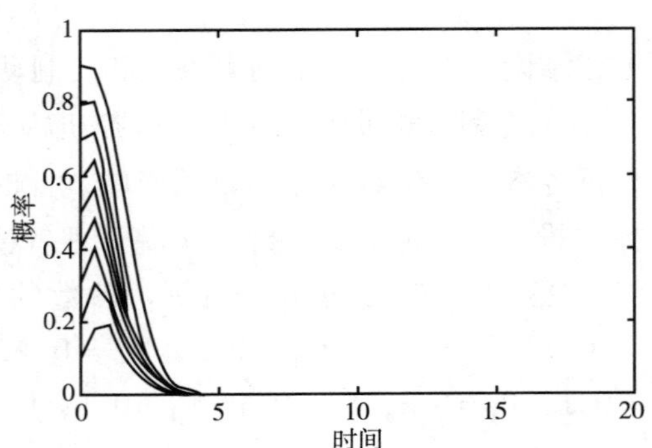

图 4－6 当 $y_0>0.5$、$z_0<0.5$ 时，政府投入分工协作的动态演化过程

资料来源：Matlab 输出。

当 $y_0<0.5$ 时，取 $y_0=0.1$，当 $z_0>0.5$ 时，取 $z_0=0.6$。此时，政府选择投入医疗机构分工协作的动态演化过程如图 4-7 所示。分析认为，当城市综合医院管理者参与医疗机构分工协作概率较小和患者（居民）选择医疗机构分工协作概率较大时，政府投入医疗机构分工协作的概率会最终收敛于 0，即政府不会积极投入医疗机构分工协作。

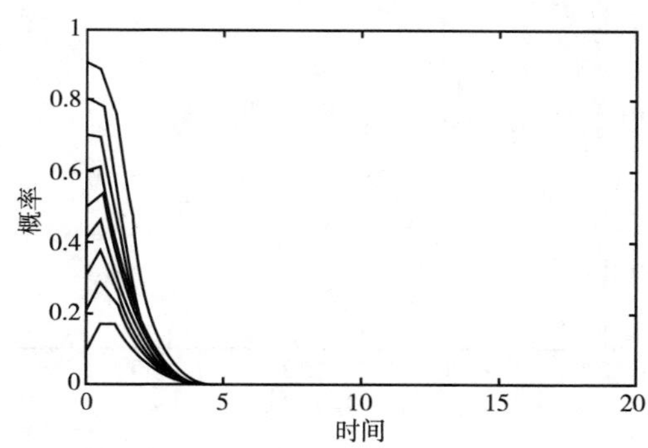

图 4-7　当 $y_0<0.5$、$z_0>0.5$ 时，政府投入分工协作的动态演化过程

资料来源：Matlab 输出。

同理可得，当 $y_0<0.5$、$z_0<0.5$ 时，政府不会积极投入分工协作。

4.4.2　城市综合医院管理者参与医疗机构分工协作的仿真分析

当 $x_0>0.5$ 时，取 $x_0=0.6$，当 $z_0>0.5$ 时，取 $z_0=0.6$。此时，城市综合医院管理者参与医疗机构分工协作的动态演化过程如图 4-8 所示。分析认为，当政府投入医疗机构分工协作和患者（居民）选择医疗机构分工协作的概率较高时，城市综合医院管理者参与医疗机构分工协作的概率会逐渐趋近 1，分析认为，当政府加大投入和严格监管且患者（居民）选择参与医疗机构分工协作时，城市综合医院会迫于政策压力和实际健康需求而选择参与医疗机构分工协作。

当 $x_0>0.5$ 时，取 $x_0=0.6$，当 $z_0<0.5$ 时，取 $z_0=0.1$。此时，城市综合医院管理者参与医疗机构分工协作的动态演化过程如图 4-9 所示。分析认为，当政府投入医疗机构分工协作的概率较高，而患者（居民）不选择医疗机构分工协作时，城市综合医院管理者参与医疗机构分工协作的概率会逐渐

趋近 0，分析认为，当政府加大投入和严格监管时，由于患者不选择分工协作，此时无序就医等现象会导致城市综合医院分工协作的效率降低，同时患者无序就医也会为城市综合医院带来利润的增加，因而此时城市综合医院参与医疗机构分工协作的积极性相应降低。

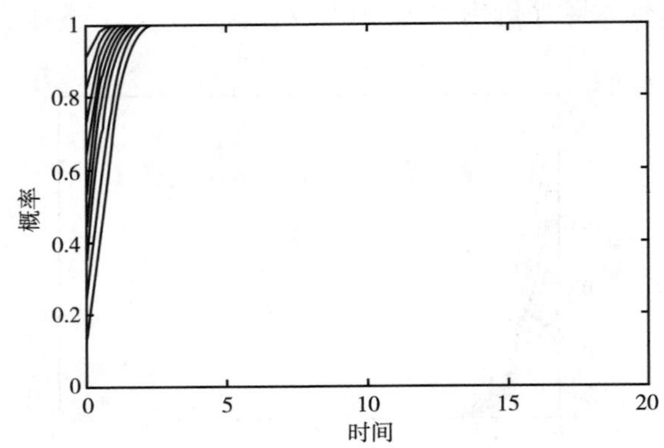

图 4-8　当 $x_0>0.5$、$z_0>0.5$ 时，城市综合医院管理者投入分工协作的动态演化过程

资料来源：Matlab 输出。

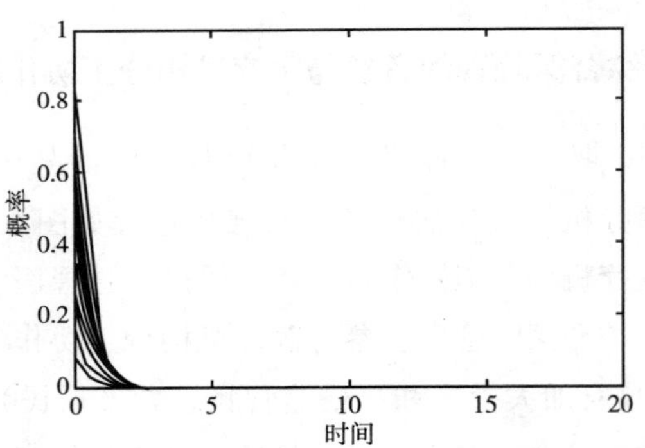

图 4-9　当 $x_0>0.5$、$z_0<0.5$ 时，城市综合医院管理者投入分工协作的动态演化过程

资料来源：Matlab 输出。

同理可得，当 $x_0<0.5$、$z_0>0.5$ 和 $y_0<0.5$、$z_0<0.5$ 时，城市综合医院管理者不会积极投入分工协作。

4.4.3 患者（居民）参与医疗机构分工协作的仿真分析

当 $x_0>0.5$ 时，取 $x_0=0.6$，当 $y_0>0.5$ 时，取 $y_0=0.6$。此时，患者（居民）选择医疗机构分工协作的动态演化过程如图 4－10 所示。分析认为，当政府投入医疗机构分工协作和城市综合医院管理者参与医疗机构分工协作的概率较高时，患者（居民）选择医疗机构分工协作的概率会逐渐趋近 1，分析认为，当政府加大投入和严格监管且城市综合医院采取改革措施促进医疗机构分工协作时，患者（居民）会因政策引导、经济刺激和医疗机构服务能力等因素选择参与医疗机构分工协作。

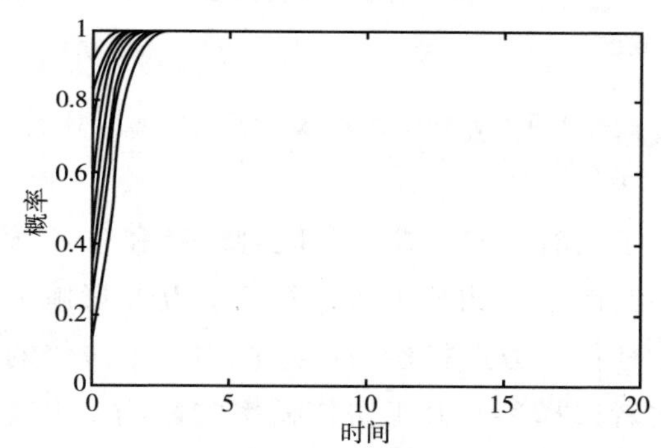

图 4－10 当 $x_0>0.5$、$y_0>0.5$ 时，患者（居民）选择分工协作的动态演化过程

资料来源：Matlab 输出。

当 $x_0>0.5$ 时，取 $x_0=0.6$，当 $y_0<0.5$ 时，取 $y_0=0.1$。此时，患者（居民）选择医疗机构分工协作的动态演化过程如图 4－11 所示。分析认为，当政府投入医疗机构分工协作概率较高，而城市综合医院管理者参与医疗机构分工协作概率较低时，患者（居民）选择医疗机构分工协作的概率会逐渐趋近于 0，分析认为，当政府加大投入和严格监管医疗机构分工协作，但城市综合医院管理者却为了寻求追求自身发展和经济利润最大化而不参与医疗机构分工协作时，患者（居民）会因收入水平提升和健康需求的增加而不选择参与医疗机构分工协作。

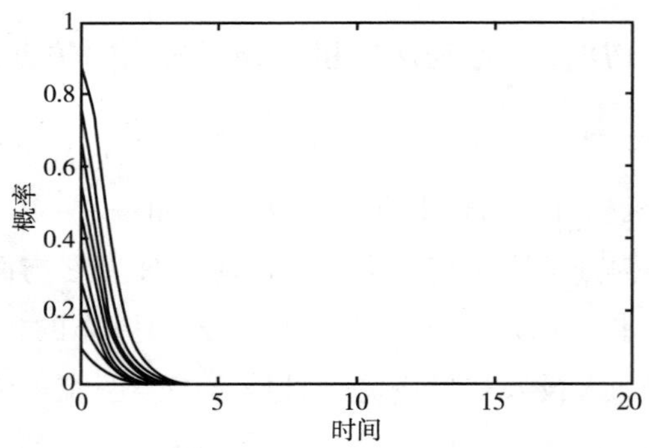

图 4-11　当 $x_0>0.5$、$y_0<0.5$ 时，患者（居民）选择分工协作的动态演化过程

资料来源：Matlab 输出。

同理可得，当 $x_0<0.5$、$y_0>0.5$ 和 $x_0<0.5$、$y_0<0.5$ 时，患者（居民）不会积极投入分工协作。

上述分析证明了政府、城市综合医院管理者和患者（居民）三类关键利益相关者选择参与医疗机构分工协作策略会互相影响。具体来讲，三类关键利益相关者中任何一方选择参与医疗机构分工协作的最终结果都受到其他两类利益相关者选择参与分工协作概率的影响。也就是说，如果三类关键利益相关者中任何一方采取不参与医疗机构分工协作策略，那么医疗机构分工协作的目标是无法实现的，三类关键利益相关者均采取参与医疗机构分工协作的概率越大，医疗机构分工协作目标实现的概率就越大。只有在政府、城市综合医院管理者和患者（居民）共同合作参与下，医疗机构分工协作目标才会得以实现，这为构建医疗机构分工协作机制奠定了重要基础。

4.5　本章小结

本章通过建立演化博弈模型对关键利益相关者视角下医疗机构分工协作的策略选择问题进行分析，研究表明，政府、城市综合医院管理者和患者（居民）都是有限理性的，并且具备学习功能，在各利益相关者信息不明晰的情况下选择医疗机构分工协作策略时，需要经过不断策略博弈和规则引导后寻求稳定和理想的医疗机构分工协作策略，即政府、城市综合医院管理者和患者（居民）三类关键利益相关者均选择参与医疗机构分工协作，其中任何一方策略变化则必然引起系统演化结果的改变。这不仅有利于推动基于利益相关者的医疗机构分工协作策略选择，而且可以有效避免利益相关者间的利益冲突，降低代理成本，同时也有利于提升社会整体效益。

第5章　关键利益相关者视角下医疗机构分工协作机制构建

结合前文分析关键利益相关者视角下医疗机构分工协作的行为策略，可以得知关键利益相关者参与医疗机构分工协作的稳定策略，将这类策略具体化及制度化有利于形成基于关键利益相关者视角下的医疗机构分工协作机制。也就是各利益相关者在相互约束与激励下对医疗机构分工协作施加有效控制和积极影响的一套制度安排，从而明确各利益相关者参与实现医疗机构分工协作的途径和方式，这也有利于各利益相关者在制度运行和表达过程中维护自身利益。那么该如何将利益相关者嵌入到医疗机构分工协作机制中呢？本章首先明确利益相关者嵌入医疗机构分工协作的基本原则和实现基础，进而详细解析关键利益相关者参与构建医疗机构分工协作机制的内容及运行机理，最后对机制的有效性进行检验。

5.1　关键利益相关者参与构建医疗机构分工协作机制的必要性

通过前文分析可知，将利益相关者嵌入到医疗机构分工协作机制构建过程中是十分必要且重要的。但医疗机构分工协作是一项涉及范围广、层级多、主体杂的系统工程，将全体利益相关者纳入医疗机构分工协作机制构建过程中势必会导致效果有限，容易造成决策成本的增加和平衡各利益相关者利益诉求的可能性降低，这就增加了机制构建的操作性难度。基于利益相关者理论，我们可以将医疗机构分工协作机制构建过程中的主要决策分为全体利益相关者决策和关键利益相关者决策，前者表示所有医疗机构分工协作的利益相关者都应该参与机制的建立，但这种以利益相关者全体决策为基础所建立的分工协作机制会因控制权分散而造成分工协作效率低下，使得利益相关者无法发挥其真正作用。而关键利益相关者决策更加强调个体间的协作关系，认为关键利益相关者是建立医疗机构分工协作机制的重要主体，其会对机制的运行和发展起到重要影响。

基于这一难题，本章引入关键利益相关者概念，旨在分析医疗机构分工协作过程中关键利益相关者的积极影响和其参与建立医疗机构分工协作机制的绝对作用。前文分析得出政府、城市综合医院管理者、患者（居民）是参与医疗机构分工协作的关键利益相关者，并通过演化博弈的方法分析了这三类关键利益相关者参与医疗机构分工协作的稳定策略，下文也将基于这三类利益相关者及其稳定策略建立医疗机构分工协作机制。

需要说明的是，在医疗机构分工协作过程中还会涉及除关键利益相关者外的一些其他利益相关者，那么如何保障这部分群体的利益成为本书不可忽视的重要问题。实际上，这两类利益相关者间的资本投入与利益分配是不冲突的，因为全体利益相关者都是以医疗机构作为资本投入平台，是全体利益相关者共同参与和分工协作达成的最终目标，只是在资本投入过程中不同利益相关者投入资本的多少和作用的大小并不一致，因此，在目标达成后的利益分配过程中，组织往往也会优先考虑发挥作用较大的关键利益相关者，在满足关键利益相关者利益诉求的基础上进一步满足其他利益相关者利益诉求。所以基于关键利益相关者的医疗机构分工协作机制是为各利益相关者的共同利益服务的，而基于关键利益相关者建立医疗机构分工协作机制也是切实可行的。

5.2 关键利益相关者嵌入医疗机构分工协作机制的基本原则

5.2.1 合理分布剩余索取权原则

利益相关者理论认为，参与组织协作的所有利益相关者都会向组织投入专用性资本，同时他们也各自承担着一定的风险，与此同时每一位拥有或控制资本的利益相关者在组织目标实现的过程中都会要求获得剩余价值。医疗机构分工协作依赖各利益相关者进行资本投入和分工协作，同时各利益相关者也期望获得医疗机构分工协作带来的剩余索取权，一旦某类利益相关者的诉求得不到满足，其将会进行策略调整，从而终止资本的投入，进而影响医疗机构分工协作的整体效率，而剩余索取权的分配则由各类利益相关者在组织中承担的角色和地位所决定。本书认为，建立基于利益相关者的医疗机构分工协作机制应当保证剩余索取权合理分布于各个利益相关者中，这样才能使得组织效率最大化。

整体而言，将利益相关者嵌入医疗机构分工协作机制构建过程中，并保障其拥有分工协作生活价值的索取权，这不仅可以从制度上确保利益相关者能够有效参与医疗机构分工协作工作，明确各个利益相关者在分工协作过程中所发挥的作用，还可以促进各利益相关者拥有参与医疗机构分工协作的动力。

5.2.2　兼顾个体利益和整体利益原则

在现实生活中，各类医疗机构管理者不仅承担着维护机构稳定运营的职责，还需维护公立医疗机构“公益性”的本职属性。不难发现，医疗机构不仅是一个经济组织，同时也是一个社会组织。因此，参与医疗机构分工协作的各利益相关者在进行策略选择时，不仅要关注个人利益的增加，同时也应当注重社会整体效益的提升。具体来讲，社会整体效益提升可以促进医疗卫生资源的合理利用、增强基层医疗机构服务能力、改善居民就医秩序等，而社会整体效益的提升又有利于各利益相关者获得更多剩余价值。由此看来，社会整体利益既包含了各利益相关者的利益要求内容，也是医疗机构分工协作承担社会利益的重要体现，这样社会整体利益也就成了医疗机构分工协作的职责之一。因此，在建立医疗机构分工协作机制过程中，应当有相应的制度来保证各个利益相关者在追求自身利益的同时还要关注社会整体利益。

5.2.3　发挥利益相关者作用原则

通过前文分析不难发现，医疗机构分工协作机制的建立是各利益相关者共同作用的结果。具体来说，医疗机构分工协作离不开各利益相关者的参与，同时各利益相关者为了获得自身利益诉求，其也必然会具备参与医疗机构分工协作的欲望与动机，因此基于资本投入回报以及风险规避等考虑，各利益相关者均会根据其在医疗机构分工协作过程中的地位和角色，采用最理想的方式和策略，发挥其在医疗机构分工协作机制构建过程中的重要作用，从而促进利益相关者积极参与医疗机构分工协作的具体工作，使得各主体在参与分工协作工作过程的常态化、规范化，这样才能推动医疗机构分工协作的长期、稳定发展。

5.2.4 平衡利益相关者利益诉求原则

基于利益相关者视角探讨建立医疗机构分工协作机制的效率取决于其是否能够满足各利益相关者的利益诉求。医疗机构分工协作是需要各利益相关者共同投入和协作的，但由于各利益相关者间的利益诉求并不尽然一致，甚至存在彼此间的冲突和矛盾，而这将会影响医疗机构分工协作的正常秩序和运行效率。反过来讲，医疗机构分工协作机制实际上也是一种平衡各利益相关者利益诉求和利益矛盾的协调机制，将利益相关者理论嵌入医疗机构分工协作过程中，可以明确各利益相关者在分工协作过程中的职责和地位，这也有利于利益相关者根据自身角色进行策略选择和利益博弈，最终达到各方利益的均衡。由此看来，在建立医疗机构分工协作时不仅要注重满足各利益相关者的利益诉求，还需要平衡各个利益相关者之间的利益冲突和存在的主要矛盾，而这种平衡并不代表要平等对待每一利益相关者的利益要求，其核心是在判断每一类利益相关者在参与医疗机构分工协作中的地位和作用，结合其实际利益诉求，并尽可能满足其利益诉求。

5.3 关键利益相关者视角下医疗机构分工协作机制的实现基础

医疗机构分工协作目标的实现是一项漫长且复杂的系统工程，在这个过程中需要各利益相关者共同参与，从而形成长久、稳定的分工协作机制。因此，在构建医疗机构分工协作机制的过程中应当遵循“利益相关者合作”逻辑，其终极目标是在各利益相关者的共同参与和协作下实现的，这在本书第4章节中也已经做了详细分析和说明。因此，如何促进各利益相关者参与医疗机构分工协作成为一项重要议题，而结合利益相关者理论及分工理论等基本理论可以推断出利益相关者参与医疗机构分工协作机制实现的基础。

5.3.1 利益相关者彼此信任

利益相关者彼此信任是其参与医疗机构分工协作的前提，一旦缺乏信任，则容易导致各个主体陷入“囚徒困境”，进而影响组织目标的实现。因此，建立各利益相关者间的相互信任机制就尤为重要，这种信任机制主要体现在以下四个方面。第一，各利益相关者之间应当具备共同的价值观念，也就是具备共同的目标准则。本书所涉及利益相关者的共同利益是医疗机构分工协作，进而合理配置医疗卫生资源，提升居民健康水平。不难发现，各利益相关者以医疗机构作为载体，通过协调和平衡各利益相关者间的利益诉求和策略选择最终达到整体利益的最大化。这样，利益相关者就能够意识到共同利益的存在，从而建立起合作机制，也正是在共同利益的驱动下，各利益相关者才能建立起最基本的信任关系。第二，各利益相关者应当具备基本道德标准。利益相关者在追求个人利益诉求的同时，还应当遵循基本的道德准则，在政策法规允许的范围内进行策略博弈，获得各利益相关者间的彼此信任，为共同参与分工协作提供保障。第三，各利益相关者需进行专用性资本投入。各利益相关者在分工协作过程中要想获得彼此间的信任就必须要进行一定规模的长期投入，这样才会使得个体的利益与整体的利益保持一致，同时也能增强不同利益相关者间的信任程度和分工协作的动力。第四，各利益相关者之间需加强沟通交流。利益相关者分工协作可以推动医疗机构分工协作机制的建立，然而在分工协作过程中各利益相关者所储备的资源、价值观念、道德观念、判断能力、认知能力等都存在着或多或少的差异，这也就造成了博弈系统的复杂性，增加了医疗机构分工协作的难度。因此，有必要加强各利益相关者间的沟通交流，了解彼此间的价值取向和利益诉求从而达到价值共识，增强彼此参与分工协作和达成组织目标的信心。

5.3.2 利益相关者优势互补

各利益相关者在医疗机构分工协作过程中的作用是不一致的，会具有各自明显的优势和劣势。为了实现各自利益的最大化，各利益相关者在分工协作过程中就应当积极发挥其优势，克服各自存在的劣势，促进合作效率的最大化。因此，各利益相关者在参与医疗机构分工协作过程中不仅要厘清各自的利益诉求及承担的角色和作用，还需明确自身在参与医疗机构分工协作过程中的优势和劣势，通过利益相关者分工协作，形成优势互补，进而实现社会整体效益的提升，也可以说，利益相关者之间优势互补是成功建立医疗机构分工协作机制的重要原因。

KMAR 模型是考量利益相关者博弈收益的有效方法，为进一步论述上述结论，本章采用 KMAR 模型对利益相关者优势互补问题进行博弈分析，假设在博弈过程中存在两类利益相关者 A 和 B，假设这两类利益相关者在协作过程中具有“参与”与“不参与”两种选择策略，则其收益矩阵见表 5－1。

表 5－1　利益相关者策略选择收益矩阵

项目		B	
		参与	不参与
A	参与	(r_1, r_1)	(r_2, r_3)
	不参与	(r_3, r_2)	(r_4, r_4)

其中，$r_3 > r_1 > r_4 > r_2$。假设在无限博弈过程中，利益相关者 A 采取“不参与”策略，则在之后的博弈过程中，利益相关者 B 也会采取“不参与”策略，此时无限博弈收益矩阵见表 5－2。

表 5－2　无限博弈收益矩阵

项目		B	
		参与	不参与
A	参与	(R_1, R_1)	(R_2, R_3)
	不参与	(R_3, R_2)	(R_4, R_4)

如果利益相关者 A 采取“不参与”策略，则可获得收益 r_3，但之后的收

益只能为 r_4，因此可得：

$$R_3 = r_3 + p \times r_4 + p^2 \times r_4 + p^3 \times r_4 + \cdots + p^n \times r_4 = r_3 - r_4 + \frac{r_4}{1-p} \quad (5-1)$$

而如果利益相关者均采取“参与”策略，则可得：

$$R_1 = r_1 + p \times r_1 + p^2 \times r_1 + p^3 \times r_1 + \cdots + p^n \times r_1 = \frac{r_1}{1-p} \quad (5-2)$$

其中，p 为利益相关者对博弈重复发生逾期的概率。

分析式（5-1）和式（5-2）可知，当 p 趋近于 1 时，R_1 将接近无穷大，因此在无限博弈过程中，只有当 A 和 B 均采用合作方式时，其收益才会接近于无穷大，这说明利益相关者协作有利于提高收益。

同时，为论证 $R_1 > R_3$，就应当满足条件：

$$p > 1 - \frac{r_1 - r_4}{r_3 - r_4} \quad (5-3)$$

其中，p 越大即代表利益相关者采取“参与”策略的可能性越大，也就是说，当分母 $r_3 - r_4$ 越大或分子 $r_1 - r_4$ 越小时，式（5-3）成立的可能性越大，这说明在不协作条件下各利益相关者在创造价值方面很难形成互补和发挥自身特定的优势，这样会降低 r_3。相反，在利益相关者相互协作前提下，不同利益相关者可以形成优势互补和整体效率提升。

5.3.3 利益相关者有效回报

只有给予利益相关者相应回报才能促使利益相关者之间长期、稳定地协作。利益相关者会向医疗机构投入分工协作所需要的资源或做出合适的决策，同时利益相关者会根据医疗机构分工协作的效果索取回报。可以认为，对利益相关者进行有效回报是促进利益相关者分工协作的前提条件，只有这样才能推动利益相关者采用最有效的方式参与组织计划与发展，进而促进分工协作目标的实现。通常来讲，对利益相关者进行的回报主要包括经济回报和非经济回报，经济回报作为基本回报，是利益相关者的基本要求，也是在各利益相关者分工协作初期的重要助推剂，而伴随分工协作工作的深入推进，非经济回报则会起到主导作用，其将会促进利益相关者更加积极主动地进行深入协作。非经济回报是对利益相关者更高层次的激励，主要包含社会意识形态回报、知识工具回报以及文化回报等。

因此，给予利益相关者相应回报可以促进各利益相关者参与分工协作的积极性、主动性和能动性，能够在最大程度上推动利益相关者合理、高效地投入和使用资本，达成医疗机构分工协作目标。

5.4 关键利益相关者参与构建医疗机构分工协作机制的内容

医疗机构分工协作机制构建的目的是通过机制设计引导关键利益相关者发挥出合理、高效的作用。各关键利益相关者在参与分工协作过程中具有不同的行为策略和隐形的契约特征，这类行为和特征即可以视为利益相关者共同参与分工协作的隐形契约，该契约规定了各方的权利和义务，从而引导和约束不同利益相关者的投入资本和行为选择。因此，各利益相关者将在这一系列隐形契约的约束下进行分工协作，同时各利益相关者为了完成契约要求又会采取不同的协作方式，进而形成不同层面的医疗机构分工协作机制。

5.4.1 政府层面机制构建

"管办分开"是推进公立医院管理体制改革的重要方向，政府作为办医主体，主要具备举办权、发展权、重大事项决策权和资产收益权四大权力，具体包含章程审定、规划制定、财政投入、价格管制、编制控制、院长任命、薪酬制定、考核评价8个方面内容。目前，各地方政府都致力于建立有效的医疗机构分工协作模式，也在医疗机构协作的方式、内容等方面进行了一系列探索，然而，关于分工协作机制构建的规章或政策并不完善，对于医疗机构分工协作难以实现的原因缺乏深入探究。通过本书第4章分析及论证政府策略行为对医疗机构分工协作效果的影响可知，政府在进行医疗机构分工协作改革时会考虑自身投入与收益的关系，同时，政府作为办医主体和医药卫生体制改革的推动者，需要维护医疗市场秩序。在此背景下，本章设计了政府层面的医疗机构分工协作机制（见图5－1）。

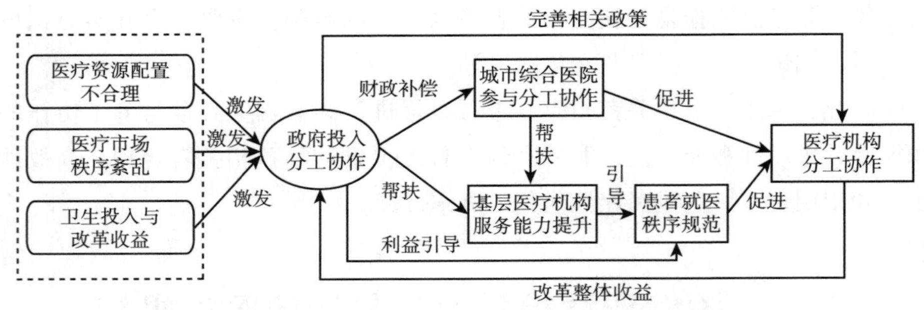

图 5－1　政府层面医疗机构分工协作机制

（1）政策机制。结合相关成功案例及国外医疗卫生服务体系整合经验制定一套综合的医疗机构分工协助规章制度，对分工协作的内容、方式、主体行为、利益分配、责任关系等问题进行系统明确，对不同层级医疗机构的分工协作行为形成有力引导和强制性约束作用，维护利益相关者合法权益，指导医疗机构有序进行分工协作。同时，应对规章制度及相应的奖惩标准进行解读，确保各个主体在实际运行过程中做到有据可依。

在明确医疗机构分工协作规章制度及奖惩标准的基础上，政府需对分工协作整个流程进行监管，做到分工协作信息透明化，政府应充分披露各利益主体在参与分工协作过程中的责任信息，对有关分工协作的内容、协作质量、效果评价等进行严格规定，对不能及时、准确披露信息的主体予以约束或处罚，避免不同利益相关者之间的信息不对称问题和逆向选择问题。

（2）利益引导机制。利益冲突是影响医疗机构分工协作的主要障碍之一，政府需建立相应的利益引导机制，避免城市综合医院过度扩张，按区域卫生规划原则对城市综合医院功能进行定位，对给予基层医疗机构技术支持、帮扶基层医疗机构发展的城市综合医院给予足额的经济补偿，优化其利益链条。在基层医疗机构服务能力建设方面，采取增加医务人员绩效工资，增加职称晋升、转岗进修等机会，促进其薪酬待遇、职业发展、业务能力等方面的提升，不断增强基层医疗机构初级卫生保健服务能力，发挥好基层医疗机构“守门人”的作用。在患者（居民）就医秩序方面，通过政策引导和宣传，让辖区内患者（居民）了解基层医疗机构的发展和基层医疗机构在提供基本医疗服务方面的优势，并拉大医保报销差距、利用门诊统筹等方式给患者带来的经济资本和时间资本的盈余，重建患者（居民）对基层医疗机构的信任，改变其就医理念和就医行为，促使其合理选择医疗机构就诊，同时也为分级诊疗制度建设提供推力。在其他诸如县级医疗机构、药品器械供应和生产流通企业等利益相关者方面，通过政策引导尽可能消除其可能存在的分工协作阻力，进一步打破医疗机构不合理的利益链条。

（3）帮扶机制。除利益引导机制外，政府可通过实施帮扶机制带动基层医疗机构发展，从而促进医疗机构分工协作。目前，政府对基层医疗机构的帮扶主要体现在设备、设施共享，硬件建设共同利用等方面。另外，各地区需注重医疗卫生人才培养模式改革，尤其注重对基层全科医生的培养，探索全科医生的培养、就业、晋升等模式。在此基础上，政府应对基层医务人员给予薪酬、进修及发展等政策方面的优厚待遇，在培养合格人才的同时也让基层有能力、有条件留住人才，进而提升基层医疗机构服务能力，让患者（居民）在基层医疗机构“看得起病、看得好病”，规范患者（居民）就医秩序，促进医疗机构分工协作。

5.4.2 城市综合医院管理者层面机制构建

城市综合医院是医疗卫生服务体系的主体，具备“公益性”的本质属性，主要向区域内患者（居民）提供代表本地区最高水平的综合性或专科性医疗服务，也因此“虹吸”了大量患者和优质医疗卫生资源。结合前文分析可知，增加政府投入和医疗机构参与分工协作后的收益是促进城市综合医院参与分工协作的重要动力。这也从侧面反映出政府对公立医院财政补偿不足的事实，城市综合医院管理者为了保障医院的正常运转，就需增加床位、扩大面积、增加诊疗人次和引进先进设备等吸纳更多的患者。而城市综合医院管理者在任期内，其往往会注重一些可衡量的“业绩”，基层医疗服务机构能力增强、患者（居民）就医秩序规范、公众健康水平提升等难以直接和迅速体现价值，因此这也是制约城市综合医院与基层医疗机构分工协作的重要障碍之一。此外，基层医疗机构服务能力不足、推诿患者以及患者（居民）自身的就医习惯都进一步导致了城市综合医院先进设备增加、检查增加、创收增加，使城市综合医院难以抑制扩张冲动。因此，在政府补偿到位的前提下，城市综合医院可建立资源共享机制、人员流通机制、双向转诊机制等提升基层医疗机构服务能力，进而增强不同医疗机构主体间的分工协作关系（见图5－2）。

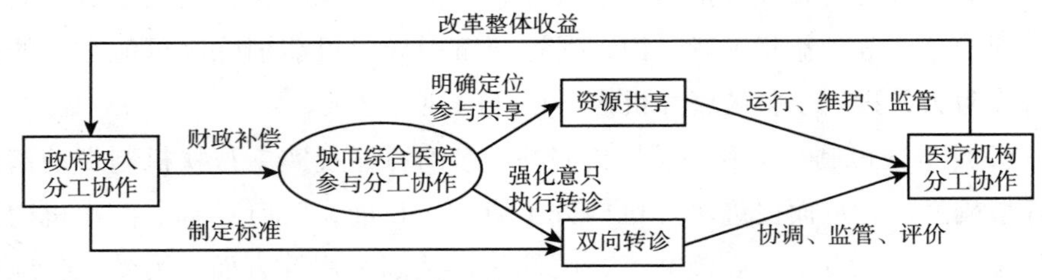

图5－2　城市综合医院管理者层面医疗机构分工协作机制

（1）资源共享机制。共享关系通常联系着有特定目标和任务的人群，他们关注有价值的共有资源，分工协作形成一个组织架构，并在此基础上进行资源分配与共享。城市综合医院因其独有的优势积累了大量人力、设备、信息、管理和服务等医疗卫生资源，也因此造成城市综合医院规模不断扩大，而基层医疗机构医疗卫生资源则相对匮乏，其需要向辖区内居民提供基本医疗卫生服务和常见病、多发病、慢性病等诊疗工作，因此可以认为，医疗卫生资源共享追求的是从各方利益差异的"分工"到相互协作，从而达到整体利益最大化的融合，让有限的医疗卫生资源得到充分的利用。

这其中，政府需明确城市综合医院管理者在医疗卫生资源共享过程中的角色定位，调动其积极性，构建各主体间的供给系统、协调系统及患者弹性就医方面协同机制。例如：城市综合医院参与分工协作依赖政府补偿机制，只有当政府给予城市综合医院足额的补偿才能让其具有参与医疗机构分工协作的动机。而城市综合医院管理者需做好医疗卫生资源共享的运行、维护及监管，其中医疗卫生资源共享的运行包含管理者决策、信息整合、信息公开和绩效评价；医疗卫生资源共享的维护包含相应的政策规章、标准规范和安全保密条例；监管则包含了对医疗卫生资源共享的监督和信息公开。

（2）双向转诊机制。建立不同层级医疗机构双向转诊机制可以进一步建立城市综合医院与基层医疗机构间的协作关系与业务交流，提升基层医疗卫生服务能力，为患者提供高效、便捷、经济的医疗服务，合理配置医疗卫生资源，提升社会整体效率。城市综合医院管理者应在确保居民健康、信息透明和利益共享等原则的基础上与基层医疗机构相互协作，强化患者的双向转诊意识并按要求执行术后康复患者医疗下转。城市综合医院可适当增加城市综合医院住院费用，拉大与基层医疗机构的价格差距，并开展帮扶形式促进基层医疗机构服务能力提升，降低常见病、慢性病、多发病治疗水平的差距，从而能够让患者愿意接收医疗下转。在实际应用层面，城市综合医院管理者可制定相应的转诊标准，并设立相应科室，由专人负责转诊认定、协调管理工作，对符合转诊要求的患者进行严格转诊和监管，通过不定期评价，检查转诊程序是否流畅、转诊协议是否得到有效实施、协议双方及医患双方是否信息透明等，最终建立长效机制，完善双向转诊制度。

5.4.3 患者（居民）层面机制构建

患者（居民）作为医疗服务的购买者和使用者，是维系整个医疗卫生服务体系正常运转的重要载体，患者（居民）对于医疗机构的选择偏好及其利用卫生服务的程序和步骤将会对医疗卫生服务体系有序运转产生较大影响。目前，患者（居民）就医秩序紊乱的原因主要可以归纳为三个方面。一是基层医疗机构服务能力仍然不强，城市综合医院凭借其独有的优势“虹吸”了大量人力、物理及财力资源，基层医疗机构发展缓慢，患者（居民）不愿前往基层医疗机构就诊。二是患者（居民）对基层医疗机构服务能力不信任。近年来政府已经开始注重对基层医疗机构的投入，也认识到基层医疗服务能力在医疗卫生服务体系中所承担的责任，并强调基层医疗机构需承担起区域内居民常见病、多发病和慢性病等基本疾病和公共卫生服务，然后由于患者（居民）长期固有的就医观念，导致患者容易忽略基层首诊。三是患者（居民）经济收入的提升，这也引发了患者（居民）健康需求的提升，同时对就医环境、就医质量等提出了更高的要求。结合本书第4章中患者（居民）参与医疗机构分工协作的稳定策略可知，增加政府投入分工协作的比例、加强基层医疗服务质量、提升医保报销比例等均能够有效促进患者（居民）规范就诊。因此在政府补偿到位及城市综合医院参与协作的前提下，可通过建立患者（居民）对基层医疗机构的信任机制、激励机制来改变其就医理念、规范就医秩序，从而促进医疗机构分工协作（见图5-3）。

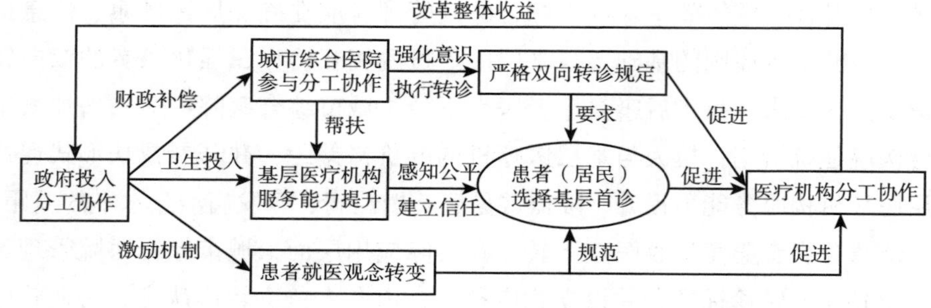

图5-3　患者（居民）层面医疗机构分工协作机制

（1）信任机制。信任机制的建立主要可以从制度层面和个人层面入手（李德玲和吴燕琳，2012）。在制度层面，加强政府对城市综合医院的财政补助和对基层医疗机构的卫生投入，促进城市综合医院帮扶基层医疗机构发展，提升基层医疗服务能力的同时增加宣传和引导力度，做到信息透明公开，建立医患双方的信任机制，鼓励患者选择基层首诊，并适当提高医保报销比例，让患者在基层就能够获得质优、价廉、安全、有效、方便的医疗服务。在个人层面，患者（居民）的就诊行为容易受自己履行基层首诊时的自身感受影响，而这就要求具备信息优势的基层医疗机构医生在提供医疗服务过程中给予患者清晰、准确的就诊信息，让患者（居民）了解不同医疗服务机构的功能，逐步养成小病到基层就诊的意识和习惯，并切身感受到公平与信任。

（2）激励机制。完善激励机制将有利于患者（居民）由"被动式"转为"主动式"参与双向转诊。一是逐步完善家庭医生签约制度，加快推进家庭医生签约服务法规，让患者（居民）能够得到及时、高效的诊疗建议，降低患者（居民）就医负担。二是通过医保差异化支付政策，拉开患者（居民）就医的起付线和报销比例差距，探索建立按序转诊和转诊患者的差别支付办法。三是建立家庭病床与康复护理等惠民服务政策，吸引患者回归基层接受后续的治疗与康复，从而规范诊疗秩序，助力医疗机构分工协作。

5.4.4　医疗机构分工协作实现机制的运行机理

结合上述分析可知，政府层面、城市综合医院管理者层面和患者（居民）层面机制共同形成了医疗机构分工协作实现机制的基础，三者相互影响和互相补充，缺一不可。政府层面机制主要是通过一些政策规章或行政手段对参与医疗机构分工协作的不同利益相关者发挥作用；城市综合医院管理者层面的机制主要是通过标准制定和运行管理等方法推动城市综合医院参与分工协作；患者（居民）层面机制也是基于相应利益引导机制和转诊程序的实施发挥作用。不难发现，仅仅依靠其中某一关键利益相关者建立机制是难以实现医疗机构分工协作的，只有协调好三类关键利益相关者间的关系，将其进行耦合才能使得医疗机构分工协作机制得以应用并发挥作用。具体来讲，三类关键利益相关者既相互独立又相互联系。首先，政府层面的机制主要通过加大财政投入和补偿力度引导城市综合医院参与分工协作，并通过利益激励措施，引导患者（居民）规范就医，从而助力医疗机构分工协作。其次，城市公立医院管理者层面机制是建立在政府财政补偿到位的前提下的，此时，城市综合医院管理者为避免政府惩罚，会按规章进行医疗卫生资源共享和建立相应的双向转诊机制，在帮扶基层医疗机构发展的同时规范患者就诊秩序，进而推动医疗机构分工协作。最后，患者（居民）层面机制的建立依赖政府的激励机制、城市综合医院的规章以及基层医疗机构能力的增强，进而改变患者的就医观念，提升基层首诊率。从系统角度来看，医疗机构分工协作机制的实现是由政府、城市综合医院管理者和患者（居民）等利益相关者共同参与、共同协作而形成的一个完整的系统，在该系统中，各利益相关者运用政策引导、规章制度、利益激励等多种力量，共同促进医疗机构分工协作的实现。

在实际运行过程中，基于关键利益相关者建立的医疗机构分工协作机制将政府、城市综合医院管理者和患者（居民）的利益作为需要维护的内容，但在医疗机构分工协作过程中，其他利益相关者同样承担了重要责任和发挥着巨大作用，因此，其他利益相关者的利益诉求同样值得被重视，而这与关键利益相关者利益诉求并不矛盾。因此，基于关键利益相关者设计的医疗机构分工协作机制不仅要满足政府、城市综合医院管理者和患者（居民）这三类关键利益相关者的利益诉求，还需要服从和服务于参与医疗机构分工协作的全体利益相关者。此时，全体利益相关者均是理性经济人，具有不同的利益诉求，但这些利益诉求间会存在着共同的利益，而这些共同利益的合理分配将是各利益相关者参与分工协作的前提和基础，这也依赖于不同利益相关者间的相互信任、优势互补及有效回报，也只有这样，才能将政府、城市综合医院管理者和患者（居民）结合起来，促成关键利益相关者之间协作互信，从而带动其他利益相关者形成良性互动关系，共同推进医疗机构分工协作目标的实现（见图5－4）。

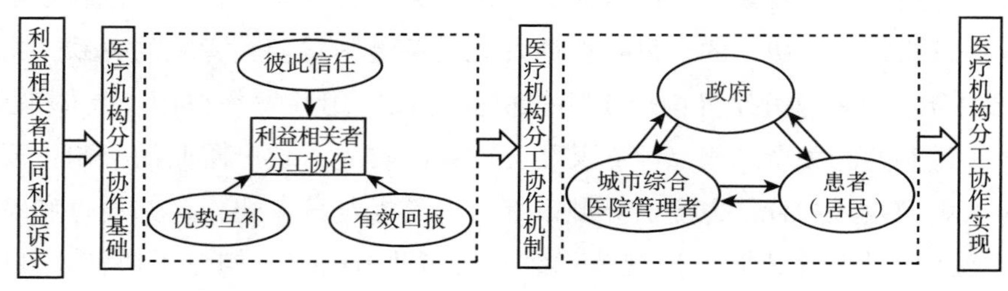

图5－4　医疗机构分工协作实现机制运行机理

不难发现，本章所设计的医疗机构分工协作机制在制度层面确定了关键利益相关者之间分工协作的行为方式，促进其参与并带动其他利益相关者参与医疗机构分工协作的具体工作。将关键利益相关者嵌入医疗机构分工协作过程中，就要求政府、城市综合医院管理者和患者（居民）明确其在医疗卫生服务体系中的作用和地位，并构建相应的约束和激励机制，在追求分工协作目标的基础上，带动和满足其他利益相关者利益诉求，最终建立起医疗机构分工协作机制，实现社会整体利益的最大化。

5.5　基于关键利益相关者的医疗机构分工协作机制有效性检验

本章所设计的医疗机构分工协作机制仅仅是从理论角度进行探索，对于其是否合理、是否有效还需要进一步的检验和分析。通过前文分析可知，政府、城市综合医院管理者和患者（居民）通过一系列协同互动作用推动医疗机构分工协作。反过来讲，医疗机构分工协作机制的建立本质上是不同利益相关者相互之间进行有效合作的制度设计，因此，可以认为，基于关键利益相关者的医疗机构分工协作本质上就是对关键利益相关者之间的协作关系进行协调和管理，而通过衡量关键利益相关者之间的合作关系和协调一致的程度就可以检验医疗机构分工协作的机制的有效性。

网络是在现实世界中普遍存在的，是具有一定联系的节点组成的复杂系统，并表现为网络节点之间的互动结构（李维安、林润辉和范建红，2014）。本章设计的医疗机构分工协作机制十分注重关键利益相关者在其中的互动关系，强调分工协作共同实现医疗机构分工协作。在医疗机构分工协作过程中，我们可以将政府、城市综合医院管理者及患者（居民）看作节点，三类关键利益相关者之间的互动关系作为节点间的联系，并最终共同构成网络结构，基于这种网络结构，政府、城市综合医院管理者和患者（居民）之间可以相互传递信息、资源及利益，并通过网络关系构成一个有机整体，从而助力医疗机构分工协作的实现。因此，本章将以网络视角研究医疗机构分工协作机制中三类关键利益相关者之间的协作关系，并判断其有效性。

5.5.1 关键利益相关者协调度

关键利益相关者的协作关系会受到多种因素的影响，本章借鉴学者常宏建、张体勤和李国锋（2014）的研究结果，将利益相关者利益、目标、矛盾解决、信任制度以及能力作为推动医疗机构分工协作实现的关键利益相关者协调度的测量指标。具体分为关键利益相关者利益 b_1、关键利益相关者目标 b_2、关键利益相关者矛盾解决 b_3、关键利益相关者信任 b_4、关键利益相关者形成规则 b_5 以及关键利益相关者能力 b_6，共六项指标（见表5－3）。

表5－3　关键利益相关者协调度测量指标

指标	释　义
b_1	关键利益相关者之间的利益能否共享和准确表达
b_2	关键利益相关者之间的目标是否一致
b_3	关键利益相关者之间矛盾的解决程度
b_4	关键利益相关者之间的信任程度
b_5	关键利益相关者行为自发形成准则是否具有兼容性
b_6	关键利益相关者之间综合能力的融合及互补程度

根据网络分析法，本章使用 $a_1, a_2, a_3, \cdots, a_n$ 表示关键利益相关者，以

$r(a_i, a_j)$ 表示 a_i 和 a_j 之间的关系程度，$E = \{a_i\}$ 表示关键利益相关者集合，$R = \{r(a_i, a_j)\}$ 表示各关键利益相关者间的关系集合，因此，网络视角下的关键利益相关者协调可以表示为：

$$Z(n) = \{E(n), R\} \tag{5-4}$$

关键利益相关者之间的网络关系是各关键利益相关者在协调和合作过程建立的各种关系之和，是建立在各个关键利益相关者共同的利益和有意识的协作基础之上的，是通过复杂的网络关系进行专业化分工，提高彼此信息、资源以及信息传递质量，从而达到协作目的。结合上述分析，建立了医疗机构分工协作关键利益相关者的协调度矩阵，见表 5－4。

表 5－4　关键利益相关者协调度矩阵

关键利益相关者	政府	城市综合医院管理者	患者（居民）
政府	h_{11}	h_{12}	h_{13}
城市综合医院管理者	h_{21}	h_{22}	h_{23}
患者（居民）	h_{31}	h_{32}	h_{33}

表 5－4 阐述了各关键利益相关者之间的协调度，其中 h_{11}，h_{22}，h_{33} 分别表示政府、城市综合医院管理者和患者（居民）自身的协调程度，h_{ij} 表示 a_i 和 a_j 通过网络结构相互作用后，a_j 对 a_i 的协调度。需要注意的是，由于各关键利益相关者彼此间的相互影响是不一致的，所以可能会造成 a_i 对 a_j 的协调度和 a_j 对 a_i 的协调度不一定是完全相等的。

5.5.2　模型建立

处于社会网络中的各关键利益相关者会通过复杂的网络系统进行信息传递和相互影响，也就是说，某一关键利益相关者除了直接影响另一关键利益相关者外，还会通过复杂网络中的其他策略影响另一关键利益相关者。结合本书主题，城市综合医院管理者为了谋求自身发展不断进行规模扩张，这会直接导致更多的患者愿意前往大医院就诊，在增加了患者个人医疗服务费用的同时也加剧了城市综合医院“门庭若市”、基层医疗机构“门可罗雀”现象，而这也会迫使政府迅速推进改革，规范医疗服务市场。可知，某一关键利益相关者对另一关键利益相关者的实际协调度并不等于最优协调度，我们将此称为直接协调度，用公式表示为：

$$cch_{ij}=\frac{a_j\text{ 对 }a_i\text{ 的实际协调度}}{a_j\text{ 对 }a_i\text{ 的最优协调度}}(i,j=1,2) \quad (5-5)$$

其中，最优协调度为某一关键利益相关者对另一关键利益相关者协调度评价的最佳得分总和，实际协调度为某一关键利益相关者对另一关键利益相关者协调度的实际评分总和。

关键利益相关者会通过网络系统对其他关键利益相关者进行协调，而由于政府、城市综合医院管理者及患者（居民）之间存在着两两影响策略，因此，本章得出完全协调度，用公式表示为：

$$h_{ij}=cch_{ij}+cch_{lj}\times cch_{il}(i,j,l=1,2,3) \quad (5-6)$$

其中，cch_{ij}表示 a_j 对 a_i 的直接协调程度，$cch_{lj}\times cch_{il}$表示 a_j 对 a_l 的影响，并间接对 a_i 的协调程度。同理可知：

$$h_{ii}=cch_{ii}+\frac{cch_{ji}\times cch_{lj}\times cch_{il}+cch_{li}\times cch_{jl}\times cch_{ij}}{2}(i,j,l=1,2,3) \quad (5-7)$$

根据关键利益相关者协调度矩阵$(h_{ij})_{3\times3}$的结果，求得 a_i 在协调和合作过程中的总协调程度 H_D（a_i），也就是 a_i 对其他关键利益相关者的配合程度，其公式为：

$$H_D(a_i)=\frac{1}{3}\sum_{j}^{3}h_{ji} \quad (5-8)$$

其他关键利益相关者不能提供 a_i 所要求的配合，即 a_i 的受制约度公式可表示为：

$$T_D(a_i)=\frac{1}{3}\sum_{j}^{3}(2-h_{ij}) \quad (5-9)$$

此时，可知系统的总体协调度为：

$$H=\frac{1}{3}\sum_{i}^{3}H_D(a_i) \quad (5-10)$$

5.5.3 有效性检验

本书设计的医疗机构分工协作机制不仅是为了实现医疗机构分工协作的目标，还需注重医疗机构分工协作过程中各关键利益相关者之间的协作关系。可以说，医疗机构分工协作机制设计的重点就是关键利益相关者间分工协作的制度设计，即用相关制度和规章来约束和协调不同利益相关者之间的关系。因此，通过计算关键利益相关者间的协调度来验证机制设计的有效性被证明是可行的，具体研究步骤如下。

（1）数据收集。关键利益相关者协调度的策略主要依靠专家主观判断，本研究将采用李克特5点量表法设计问卷，于2016年7月邀请了江苏省部分高校学者及南京、镇江、连云港等城市部分辖区卫健委主任、公立医院院长共65位专家对上述医疗机构分工协作机制中关键利益相关者的协调度进行评分，考察研究设计的医疗机构分工协作机制能否再协调度主要内容上平衡好各关键利益相关者之间的关系，从而促进各关键利益相关者参与协作。所有题项的答案及赋值均为：非常糟糕 =1；糟糕 =2；一般 =3；出色 =4；非常出色 =5。在收集专家评分数据之后采用 Kendall's W 方法检验专家对协调度打分的一致性，检验结果显示 Kendall's W 值均小于1，且相应的 χ^2 值在0.05水平下显著，因此可以认为专家评分具有一致性。各关键利益相关者间的协调度专家评分均值如表5－5所示。

表5－5　　关键利益相关者间的协调度专家评分均值

项目	b_1	b_2	b_3	b_4	b_5	b_6
政府→城市综合医院管理者	2.61	2.32	1.82	2.68	2.57	3.02
政府→患者（居民）	2.85	2.81	1.49	1.77	2.41	3.53
城市综合医院管理者→政府	2.37	1.85	2.24	1.92	2.64	2.59
城市综合医院管理者→患者（居民）	3.39	1.96	3.05	3.28	3.76	3.52
患者（居民）→政府	2.43	2.48	2.75	2.59	3.04	2.63
患者（居民）→城市综合医院管理者	2.31	1.83	2.16	2.47	3.05	3.17

（2）直接协调度。根据式5－5可以计算出关键利益相关者之间的直接协调度，具体结果如表5－6所示。

表 5 -6　　关键利益相关者直接协调度

项目	政府	城市综合医院管理者	患者（居民）
政府	1.00	0.50	0.49
城市综合医院管理者	0.45	1.00	0.63
患者（居民）	0.53	0.50	1.00

（3）完全协调度。根据式（5 -6）和式（5 -7）可以计算出关键利益相关者之间的完全协调度，具体结果如表 5 -7 所示。

表 5 -7　　关键利益相关者完全协调度

项目	政府	城市综合医院管理者	患者（居民）
政府	1.14	0.75	0.80
城市综合医院管理者	0.78	1.14	0.85
患者（居民）	0.75	0.76	1.14

（4）总协调度与总受制约度。根据式（5 -8）和式（5 -9）可以计算关键利益相关者总协调度和总受制约度，具体结果如表 5 -8 所示。

表 5 -8　　关键利益相关者总协调度和总受制约度

项目	政府	城市综合医院管理者	患者（居民）
总协调度	0.89	0.88	0.93
总受制约度	1.10	1.08	1.12

由此可以得出系统的总体协调度为 $H = \frac{1}{3}\sum_{i}^{3} H_D(a_i) = 0.9$。这说明本书基于政府、城市综合医院管理者和患者（居民）三类关键利益相关者设计的医疗机构分工协作机制总体协调度相对较高，符合研究预期，也说明基于这三类关键利益相关者制定医疗机构分工协作措施是切实可行的。由于医疗机构分工协作是一个复杂的系统，涉及利益相关者众多，根据系统总体协同度可知，这其中必然还存在着其他利益相关者之间的协调作用，因此为进一步完善医疗机构分工协作机制，本书拟结合该机制对典型分级诊疗试点地区医疗机构分工协作工作展开实证研究，以期提升本书研究的实际应用价值，同时也为试点地区分级诊疗工作有效运行提供政策建议。

5.6 本章小结

本章首先明确了利益相关者嵌入医疗机构分工协作机制的基本原则，分析了基于利益相关者的医疗机构分工协作机制的实现基础和关键利益相关者参与建立医疗机构分工协作机制的必要性。其次，分别从政府层面、城市综合医院管理者层面和患者（居民）层面构建了关键利益相关者参与医疗机构分工协作的机制，并分析其运行机理。最后，通过网络视角研究医疗机构分工协作机制中三类关键利益相关者之间的协作关系，并判断其有效性。结果显示，机制总体协调度较好，符合研究预期。

第6章　分级诊疗背景下医疗机构分工协作效果评价及满意度研究

尽管近年来各地区在建立分级诊疗制度、医联体、医疗卫生服务体系整合等方面均强调要注重医疗机构分工协作效率，然而还缺乏一套系统的理论分析框架，对医疗机构分工协作的实践效果缺乏具体的评价、对关键利益相关者参与医疗机构分工协作的利益诉求满意度也缺乏深入探索。据前文分析可知，当政府、城市综合医院管理者、患者（居民）均参与医疗机构分工协作时，方可达到三类关键利益相关者选择参与医疗机构分工协作博弈策略的稳定状态。镇江市是全国16个公立医院改革试点城市中最早启动试点工作的城市之一，早在2009年就已建立起两大医疗集团，加上多年来的不断发展与完善，目前已成为全域医疗卫生服务体系纵向整合的最典型模式之一（林闽钢和张瑞利，2014；钱东福和周业勤，2014），本章通过归纳和解析镇江市两大医疗集团在整合工作中制定的医疗机构分工协作改革的具体措施，并基于利益相关者视角对镇江市医疗机构分工协作改革的成效进行评价，分析关键利益相关者参与医疗机构分工协作后的利益诉求满意度，以期为探寻医疗机构分工协作的实现策略提供实践经验。

6.1　医疗集团成立背景

镇江市位于江苏省南部，地处长江下游南岸与京杭大运河交汇处，西接南京、东临常州，是江苏长江经济带和苏南现代化建设示范区的重要组成部分。全市总面积 3843 平方公里，2015 年全市常住人口 318.13 万人、GDP 3560 亿元，现辖京口、润州、丹徒、镇江新区四区、代管句容、扬中、丹阳三市。在医疗卫生资源方面，2015 年，镇江市共有医院 45 家、卫生院 46 家、社区卫生服务中心 33 家、各类门诊部、诊所、卫生所、医务室、村卫生室、卫生服务站 747 家。拥有职业（助理）医师 0.77 万人，注册护士 0.8 万人，其他卫生工作人员、卫生技术人员数共计 4.23 万人。

1994 年镇江成为全国医改试点城市，本着“迈小步、不停步”的原则，历经多年探索与改革，取得了良好成效。2009 年 3 月，国务院《关于深化医药卫生体制改革的意见》指出，城乡和区域医疗卫生事业发展不平衡，资源配置不合理，居民“看病难、看病贵”问题突出，因此要建立城市医院与社区卫生服务机构的分工协作机制，逐步实现社区首诊、基层首诊和分级诊疗。在此背景下，镇江市再次被确定为江苏省和全国公立医院改革试点城市，成为医改新时期的探路者，2009 年 11 月，由镇江市委市政府牵头成立了康复医疗集团与江滨医疗集团。

康复医疗集团是以镇江市第一人民医院为核心，以资产为纽带的紧密型组织。集团下属镇江市第一人民医院、镇江市第二人民医院、镇江市第四人民医院、镇江市新区人民医院，京口区正东路、象山 2 家社区卫生服务中心，润州区金山、和平、蒋桥、黎明 4 家社区卫生服务中心以及新区所辖大港、大路、丁岗、姚桥 4 所基层医疗机构。集团实行理事会管理者下的院长负责制，院长对理事会负责，拥有医院的经营管理和人事管理权，医院行政级别被取消，集团拥有人事任命权并实行全员聘用、岗位绩效工资制。

江滨医疗集团是以江苏大学附属医院（江滨医院）为核心，以托管或业务技术合作形式构建的医联体。集团下属江苏大学附属医院、镇江市中医院、镇江市第三人民医院、中国人民解放军第三五九医院以及京口区谏壁镇、健康路、大市口、四牌楼社区和润州区的七里甸、宝塔、官塘等 7 家社区卫生服务中心。集团实行理事会管理者下的院长负责制，注重不同层级医疗机构间的优势互补和双向转诊制度。两大医疗集团管理模式如图 6－1 所示。

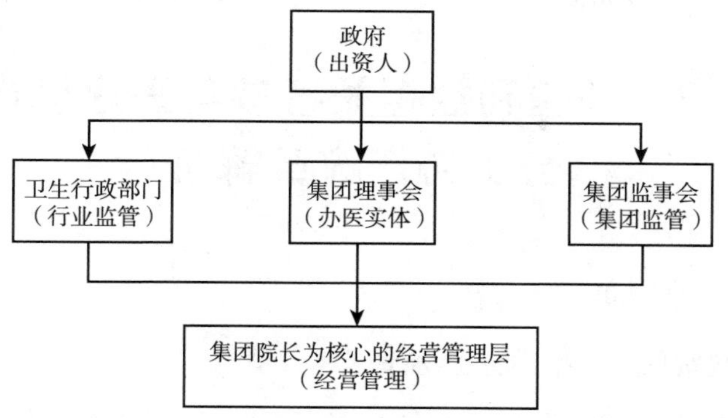

图 6-1　集团化医疗机构管理模式

两大医疗集团本质上属于纵向医联体，都是以一家三级甲等城市综合医院为龙头，纵向整合市区普通二级医院和基层医疗机构医疗卫生资源、促进协作。在管理体制上，两大医疗集团均设立理事会、监事会和管理经营机构，形成了决策、监督和执行三权合理分工又相互制约的运行体制（见图 6-2）。但两个集团的组织形式存在着差异，康复医疗集团以资产整合为主，将集团内医疗机构所具备的各类医疗卫生资源全部划拨到集团名下，按需分配，以期提升资源利用效率。江滨医疗集团则以技术为纽带，发挥技术和科研优势，带动集团成员独立发展，从而促进医疗卫生资源整合。

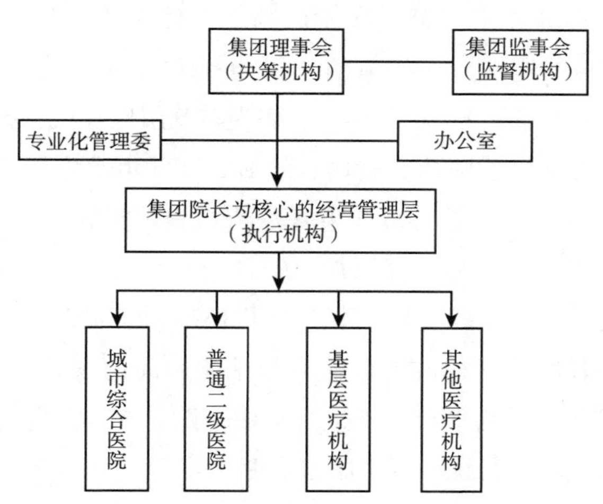

图 6-2　集团化医疗机构运行模式

6.2 关键利益相关者参与医疗机构分工协作改革解析

6.2.1 政府层面

1. 完善政策保障，推进分工协作

镇江市政府通过政府购买服务方式向医疗机构购买各类公共卫生和医疗产品，旨在促进集团间的良性竞争。为明确公立医院公益性职责，自2010年起，镇江市政府加大了对医疗机构的基本建设投入，投入近13亿元用于康复医院、江滨医院、血站、中医院、市二院的新建及改扩建工作，各辖市投入超过10亿元用于县级医院及基层医疗机构的基础建设工作。此外，为发展重点学科、科研项目及重点专业人才，2012年镇江市政府投入1800万元用作重点学科、医学科研和重点骨干人才培养的专项经费，对公立医院承担救助自然灾害、突发公共卫生事件医疗救治、基层医疗机构医务人员技术培训、下派医生支援基层以及专项救助等经费200万元，对下派基层医疗机构医生按5万元/人/年的标准予以补助，并由财政部门负责离退休人员的费用，实行社会化管理。

根据中共中央国务院《关于印发医药卫生体制改革近期重点实施方案（2009－2011年）的通知》关于取消“以药补医”，让公立医院回归公益性本质的政策要求，镇江市自2010年起，率先在基层医疗机构推进基本药物制度，旨在降低基层居民就医药品费用。随后，镇江市政府组织成立基本药物工作委员会，并制定颁发了《镇江市基本药物制度实施方案》，对全市基本药物工作进行部署。在药品选择层面，镇江市严格遵守“一品两规”原则，在江苏省公布的中标基本药物种类中选择了1670种药品品规。在药品招标采购供应过程中，各医疗机构改变以往自行采购药品的现状，以辖市为单位，在“江苏省药品集中采购平台”上进行集中采购。在药品配送服务上，由镇江市中标的配送企业进行统一配送服务。基本实现了基本药物制度的“五统一”，显现了组织机构、招标平台、规范操作、网上采购和药物配送的统一化管理。此外，镇江市卫健委为完善基本药物配送流程，组建了大市协作机

制，及时发现存在的问题并对药品生产企业和配送企业进行监管。

2. 采取利益引导措施，提升服务积极性

为调动医务人员工作积极性和建立院内岗位竞争机制，培养医务人员的成就感和责任感，从而实现医药卫生体制改革的整体目标，集团改革实行全员聘用制度，打破了原来的干部聘用终身制，实现了集团内医务人员由身份管理转向岗位管理的角色转变，同时建立以支撑聘任制为核心的专业技术人员评价体系。这改变了原有体制中从医务人员中选拔干部的情况，这也使得集团内干部队伍趋于精细化和专业化。在医疗机构实行院科两级负责制，科主任、护士长和院内中层干部全部由院长统一聘任，科室人员则由科主任、护士长和中层干部聘任，这有利于强化科室的一体化管理，也赋予了科主任、护士长和中层干部的行政管理职能和决策权，保证了科室工作和集团工作的顺利开展。

集团为激发医疗机构管理者及医务人员工作积极性，实行了医院绩效考核结果与院内医务人员绩效工资总额及医院院长工资总额相挂钩，集团内各医疗机构可以根据自身情况制定相应的分配方案，并采取灵活的分配形式，自主决定本单位的绩效工资分配。同时各医疗机构还可根据自身需求采用年薪制、特殊津贴制、协议工资制等多元化的分配方式，向管理、临床、护理等不同岗位倾斜，调动员工积极性。

3. 鼓励多点执业，设立特色帮扶

集团通过完善医师多点执业试点，建立了医师多点执业备案管理制度，放宽多点执业医师范围到主治医师，将医师多点执业与城市综合医院、普通二级医院及基层医疗机构间的分工协作有机结合，鼓励和引导城市综合医院的执业医师到基层医疗机构执业。通过改变以往固定的执业地点，使得专业技术水平强的人力资源分配更加符合社会需求，同时提升自身价值和发展空间，也可以带动基层医疗机构发展，让基层患者（居民）能够更加方便、快捷地享受到高质量医疗服务。

根据镇江市《医疗集团市级公立医院社区合作工作年度考核情况通报》，集团通过采取下派管理团队参与基层医疗机构日常事务管理、下派城市综合医院医生到基层就诊、教学、查房以及开展相关医疗知识讲座，集团内城市综合医院为基层医务人员提供免费进修培训和设备支援，对基层医疗机构内的专科建设、临床医疗服务、人才培养等进行全方位帮扶。康复医疗集团推行“社区首席健康顾问”，在集团城市综合医院内选取50名副高以上职称医师，协助基层医疗机构医生处理一些重症疾病或开展相关的健康教育工作；江滨医疗集团则推进“优质护理服务工作进社区”活动，旨在提升基层护理服务质量，两大集团均根据各自特点建立了统一的工作制度、统一的技术服务规范、统一的服务流程，加强了集团内特色专科协作，开展个性化医疗服务。

6.2.2 城市综合医院管理者层面

1. 开展标准化建设，促进资源共享

在集团化改革过程中，镇江市政府尤其注重提升基层医疗机构服务能力，要求按照国家关于基层医疗机构发展规定，配建基层医疗服务规划预留业务用房。2010年，镇江市政府下发《医疗集团社区卫生服务机构标准化建设的意见》，在责任分工明确化的同时，落实技术和管理责任，积极推进基层医疗机构建设和发展，为基层医疗服务能力提升注入政策推动作用和长期的发展规划战略。2011年镇江市、区级政府共投入1.9亿元用于基层医疗机构标准化建设，提升基层医疗机构硬件设施设备，达到省级示范机构标准，同时镇江市政府设立专项资金280万元，对按要求建设并达标的基层医疗机构给予20万元奖励，增加了政府投入力度，也为基层医疗机构服务能力提升给予资金保障。

为加强集团与基层医疗机构间的紧密联系，更好提升基层医疗机构医务人员技术水平，集团通过与下属基层医疗机构签订托管合同，实现了由集团对基层医疗机构的一体化管理。城市综合医院丰富的医疗卫生资源和专业技术优势缓解了基层医疗机构医疗卫生资源匮乏的难题，通过加强基层医疗机构医务人员教育培训和定期派驻城市综合医院专家前往基层就诊的形式，提升基层医疗机构服务能力。此外，为进一步提升资源利用效率和医疗机构服务能力，集团还成立了一体化的儿科、产科、心血管3个临床诊疗中心和影像、临检、病理3个临床诊断中心、建成区域化集中消毒供应中心，助力医疗机构分工协作。

2. 推行联合病房，助力双向转诊

为完善双向转诊制度和解决城市综合医院下转患者难的困境，镇江市于

2013年颁发《关于全面推行康复联合病房的实施意见》，要求到2015年联合病房床位数须达到15张以上，使用率不得低于80%。旨在加快建设基层首诊、双向转诊、上下联动的新型医疗卫生服务体系和实现康复期患者在城市综合医院和基层医疗机构无缝衔接的一体化管理，合理配置不同层级医疗机构间的医疗卫生资源，并提升其使用效率。

康复联合病房的责任主体为集团内社区卫生管理中心，卫生行政部门负责帮助社区卫生管理中心设置康复联合病房，并配合社区卫生管理中心对康复联合病房进行监管。集团内城市综合医院承担基层医疗机构无法开展或检查的项目，并提供康复联合病房的紧缺药品，城市综合医院医务人员还承担着对基层医疗机构医务人员病床管理、业务知识、临床护理、康复技能、营养等方面的指导。基层医疗机构负责康复联合病房的硬件建设、人员配备、信息系统、后勤保障等。

6.2.3 患者（居民）层面

1. 信息透明，增加患者信任程度

集团成立之前，镇江市医保部门对各层级医疗机构普遍采用“总额预算、弹性结算和部分疾病按病种付费相结合”的复合式医保支付方式，该制度的设计原理是根据上一年度医保基金实际使用情况确定工作量、次均费用预算指标，一旦年底工作量增加，则相应增加决算费用。尽管在此情况下医保基金收支平衡得到了保障，但医疗机构会存在分解工作量以争取更多结算资金的现象。针对上述问题，镇江市医保部门意图将谈判机制广泛、灵活地运用于医疗保险管理服务中。在结算方式与付费机制的构建上，注重全面推进协调医患双方利益的协商谈判。坚持“以病人利益为中心”的设计理念，在费用决算中对合理的医疗费用和工作量给予补偿，剔除不合理的医疗费用。

2013年镇江市医保部门基层医疗机构和二级以上医院实行差别化的医保支付制度。对定点的基层医疗机构实行以“就诊人头”为核心的“总额预算管理”和“按服务单元付费”“按病种付费”的结算方式。门急诊医疗费用实行以“就诊人头”（居民医保为“定点人头”）为核心的“总额预算管理”的结算方式。对普通二级医院及以上城市综合医院实行以“就诊人头”为核心的“总额预算、弹性结算和部分疾病按病种付费相结合”的复合式结算方式。部分疾病（目前有 93 个）的住院医疗费用实行“按病种付费”的支付方式，医疗费用均按确定的标准予以支付，超支不补，结余归院。门急诊医疗费用和其他疾病的住院医疗费用实行“总额预算、弹性结算”。年终结算时，根据各定点医院年度预算总额指标及考核指标的执行情况予以决算。医疗费用未超预算总额指标的，按实结算，预算总额指标的结余部分奖励40%，医疗费用超预算总额指标的，不合理增长部分（即实际工作量没有超过工作量指标的），不予补助，合理增长部分，视不同情况给予补助。在鼓励各级医疗机构节约医疗费用的同时，控制二级以上综合医院业务总量和医疗费用，也鼓励基层医疗机构争取服务更多的患者、控制平均费用和避免分解门诊、推诿患者。

集团注重采用医保杠杆作用、实行差别化报销政策引导患者下沉，旨在促进基层医疗机构发展，同时节约医保基金。具体做法：一是凡经镇江市卫生行政部门批准设立的基层医疗机构，全部作为医保定点医疗机构；二是参保患者参与基层首诊可免收挂号费和诊疗费用，这部分资金由医保部门以“基本医疗服务”费用按就诊人头补贴给基层医疗机构；三是降低基层医疗机构门诊费用和个人支付比例，患者在基层医疗机构就诊超出起付线以上的门诊费用，统筹基金支付 90%，个人只需支付 10%，个人支付比例也分别比普通二级医院和城市三级医院低 15% 和 40%；四是基层医疗机构药品零差率销售，引导患者向基层医疗机构下沉。

2. 制度激励，引导患者规范就医

为提升基层居民（患者）健康水平，缓解其“看病贵、看病难”问题，同时也为了促进城乡医疗卫生事业协同发展，2011 年镇江市政府推出《镇江市“3 + X”家庭健康责任团队服务实施方案》，方案主要包含四个方面内容。一是强化家庭医生团队建设。家庭医生责任团队以全科医生为主体，以集团内医疗机构、社会各方人力资源为支撑，以社区居民健康管理为服务内容，以契约服务为形式，展开新型健康服务，其中“3”表示基层医疗机构的全科医生、社区护士、预防保健人员等，每个团队人数应当大于等于 3 人，以全科医生为核心展开工作，“X”由集团内医生、护士、行政人员等其他各方志愿者组成。二是界定服务对象，每个家庭医生团队在所辖区域内按区域范围、常住人口、服务数量提供服务，通常情况下，每个团队服务1000户家庭，约3000人口。三是明确职责分工，家庭医生团队中的"3"负责团队日常事务，承担家庭健康责任的主要工作职责，"X"可结合自身优势和特点，协助家庭医生团队开展相应的医疗服务工作。四是规定服务方式，每个家庭医生团队每周上门服务不得少于3次，通过与辖区内居民沟通和交流了解居民健康状况和健康需求，采用上门随访、家庭病床、预约服务、在线交流等方式与辖区内居民建立起稳定、和谐、方便、优质的医疗服务网络。

截至2015年，镇江市共划分医疗卫生服务网络471个，其中镇江市区（京口、润州、丹徒、镇江新区四区）259个，代管市（句容、扬中、丹阳三市）212个，已成立"3+X"家庭健康责任团队388支，其中市区259支，代管市129支，共签约居民146.04万人，该年开展上门服务8.9万人次，建立家庭病床123万张。

为进一步促进患者选择基层首诊和缓解不同层级医疗机构间的不平衡现状，镇江市政府加速建立并完善双向转诊制度，并于2010年规划制定了《社区卫生服务双向转诊和分级管理办法》和《镇江市二级以上医院向社区卫生服务机构转诊管理暂行办法》两项文件。文件规定：患者选择基层首诊后如需上转，可凭基层医疗机构开具的转诊凭证享受城市综合医院"一免三优先"服务，即免挂号费、优先预约专家门诊、优先安排辅助检查、优先安排住院；城市综合医院对符合下转条件的患者需及时下转，并将患者基本信息及病情提供给接收下转的基层医疗机构，基层医疗机构需对下转患者提供后续疗养服务，并更新健康档案，与此同时，将双向转诊制度纳入城市综合医院的考核，与医院各级管理者及员工的工资收入相挂钩。

6.3 关键利益相关者参与医疗机构分工协作改革整体效果评价

2016年8月~2016年10月，本书课题组采用问卷调查形式对镇江市两大医疗集团内2家城市综合医院（均为三级甲等医院，分别记为样本A医院和样本B医院）和4家基层医疗机构（健康路社区、黎明社区、七里甸社区、象山社区）近三年有关医疗机构分工协作的实际运行情况进行调研，对收集到的数据进行整理分析，结果如下。

6.3.1 基层医疗服务健康运行

提升基层医疗服务能力是促进医疗机构分工协作的重点工作（王海旭、贾慧萍和陈在余，2017）。自2009年医疗集团成立以来，集团对基层医疗机构实行了一体化管理和免挂号费、药物零差率等优惠政策，政府则提升了医保在预算中对于基层门诊医疗费用和药品的补助额度，旨在促进集团医疗服务中心下沉、医疗服务利用重心向基层倾斜。研究主要对样本基层医疗机构业务收入及门诊补偿情况、基层医疗机构服务提供情况来分析集团内基层医疗机构整体运行效果（见表6－1）。

表6－1　2011～2015年样本基层医疗机构业务收入及门诊补偿情况

年度	健康路社区			黎明社区			七里甸社区			象山社区		
	业务收入（万元）	门诊补偿（万元）	补偿占比（%）	业务收入（万元）	门诊补偿（万元）	补偿占比（%）	业务收入（万元）	门诊补偿（万元）	补偿占比（%）	业务收入（万元）	门诊补偿（万元）	补偿占比（%）
2011	3927.50	303.54	7.73	582.00	71.00	12.20	4409.00	162.80	3.69	713.72	37.91	5.31
2012	4039.80	312.68	7.74	587.00	72.00	12.27	5036.90	187.30	3.72	768.55	38.42	5.00
2013	4100.80	357.67	8.72	604.00	79.00	13.08	6120.90	217.10	3.57	842.72	42.89	5.09
2014	4484.50	318.48	7.10	1578.00	110.00	6.97	8558.70	228.70	2.67	905.89	46.38	5.12
2015	4572.50	159.24	3.48	2057.00	59.00	2.87	7332.40	380.70	5.18	921.20	47.37	5.14

资料来源：笔者调研整理。

调查发现，4家样本基层医疗机构2011～2015年期间的业务收入基本呈上升趋势。在门诊补偿方面，七里甸社区和象山社区门诊补偿额度呈逐年上升趋势，而健康路社区和黎明社区门诊补偿额度则呈倒U形趋势。究其原因，本书认为自2009年集团化改革以来，镇江市医保机构在年初一次性下达各定点医疗机构包括个人账户和统筹基金费用在内的全年医疗费用控制指标，实行“总额控制，超支不补”政策。此外，课题组通过访谈了解到，由于七里甸社区和象山社区地处郊区，该地区居民常年对基层医疗服务资源利用率较低，而自成立医疗集团、实行免除门诊诊疗费用政策后，该地区的门诊需求得到释放，因此医保部门在考虑到市区基层医疗机构卫生服务利用情况较好、对于医保补助空缺部分的自我消化能力较强的前提下，适当增加了对于郊区基层医疗机构门诊服务量增长的补偿，这也在一定程度上协调和促进了基层医疗机构均衡发展。

为避免医疗机构推诿患者和分解门诊等情况发生，镇江市引入人头、人次指标来控制这一现象。通过对样本基层医疗机构服务提供情况的调查发现，集团内 4 家基层医疗机构的慢性病建档人数逐年上升，这说明样本基层医疗机构开始注重慢性病的规范管理工作，并取得了较好的效果。就诊人头数除黎明社区有了较大幅度增长外，其他 3 家基层医疗机构的就诊人头基本维持在稳定水平，没有出现大量患者外流现象，也说明了基层医疗机构推诿患者的现象得到了有效制约。另外，4 家基层医疗机构的就诊次数和人头人次比都显著提升，说明基层医疗服务量增加，在提升基层首诊率的同时基层医疗机构医生分解门诊现象得到了较好控制（见表 6－2）。

表 6－2　　2011～2015 年样本基层医疗机构服务提供情况

年度	健康路社区			黎明社区			七里甸社区			象山社区		
	慢性病建档人数（人）	就诊人头数（万人）	就诊人次数（万次）	慢性病建档人数（人）	就诊人头数（万人）	就诊人次数（万次）	慢性病建档人数（人）	就诊人头数（万人）	就诊人次数（万次）	慢性病建档人数（人）	就诊人头数（万人）	就诊人次数（万次）
2011	5210	5.83	26.64	2057	1.75	7.26	5021	4.83	25.49	1335	1.71	5.58
2012	6269	6.29	28.42	2304	1.83	7.85	5609	6.00	28.94	1567	1.94	6.42
2013	7749	5.80	30.68	2594	1.79	8.03	5754	6.16	32.45	1928	1.87	6.71
2014	9367	5.83	34.20	4992	3.47	17.44	5941	5.29	30.41	3437	1.60	6.73
2015	10629	5.28	36.58	8714	3.60	18.68	6451	5.63	35.62	4128	1.60	7.15

资料来源：笔者调研整理。

6.3.2 双向转诊工作运转流畅

双向转诊工作的正常运转能够将基层医疗机构与城市综合医院间的服

务进行优势互补、功能整合，形成“小病在基层、大病进医院、康复回社区”的就医格局，最终实现“双向转诊、分工协作、上下联动”的一体化医疗卫生服务体系。自医疗集团成立以来，镇江市积极制定有关双向转诊的相关制度，并监督医疗机构间严格遵守转诊规章，强化机构间的协作与联系。

课题组对2011～2015年期间样本社区基层医疗机构双向转诊实施情况的调查发现，4家基层医疗机构接收上级医院下转患者人次数与各机构向上级医院上转的患者人次数均有比较明显的上升趋势，这说明集团化改革促进了集团内医疗机构双向转诊制度和分级诊疗制度实施效果的提升（见表6－3）。需要特别指出的是，尽管样本基层医疗机构接收上级医院下转患者人次数和向上级医院上转患者人次数逐年递增，但比较二者发现，样本基层医疗机构在上转和下转患者人次数上仍然存在着显著的差距，这也说明了患者在双向转诊过程中容易出现“上转容易下转难”的问题。

表6－3　2011～2015年样本基层医疗机构双向转诊实施情况

年度	接收上级医院下转患者人次数（次）				向上级医院上转患者人次数（次）			
	健康路社区	黎明社区	七里甸社区	象山社区	健康路社区	黎明社区	七里甸社区	象山社区
2011	26	15	53	8	1039	471	871	186
2012	33	18	62	12	1156	452	881	282
2013	36	22	57	10	1284	389	954	368
2014	42	35	59	9	1249	491	988	394
2015	50	29	68	12	1358	535	1067	405

资料来源：笔者调查整理。

6.3.3　特色帮扶工作有效开展

为提升基层医疗机构医务人员技术水平和业务能力，自2009年集团成立以来，2家医疗集团均定期对集团内基层医疗机构开展业务培训工作，同时组织开展相关护理操作技能比赛、急救理论测试与急救技能操作比赛等一系列活动。课题组着重对样本城市综合医院为基层医疗机构开展培训的情况进行调查分析，结果如下。

表 6－4　2011～2015 年样本城市综合医院为基层医疗机构开展培训情况

年度	为基层医疗机构培训医生累计人次数（次）	为基层医疗机构举办业务培训次数（次）	为基层医疗机构举办业务培训累计天数（天）
2011	4340	20	25
2012	4400	28	25
2013	4382	25	25
2014	4638	28	25
2015	4721	26	25

资料来源：笔者调查整理。

表 6－4 详细阐述了 2011～2015 年期间样本城市综合医院为协助基层医疗机构发展、提升基层医疗服务能力实施的帮扶情况，调研数据显示，2011～2015 年样本城市综合医院为基层医疗机构累计培训医生人次数逐年上升，年均增长率为 0.53%，为基层医疗机构举办业务培训的次数和累计天数相对稳定，这也在一定程度上说明样本城市综合医院对基层医疗机构形成了较为稳定的帮扶机制。

6.3.4　基层医疗卫生资源总量不足

结合前文分析可知，医疗机构分工协作的重点在于引导医疗卫生资源和患者下沉。中共中央国务院《卫生事业发展“十三五”规划》将每千常住人口职业（助理）医师数、每千常住人口注册护士数和每千常住人口医疗机构床位数作为指标考察医疗机构医疗卫生资源的配置情况。自集团成立以来，镇江市政府注重基层医疗机构标准化建设，加大了对基层医疗机构的财政投入，并制定相关政策规章要求城市综合医院在医疗技术、资源共享层面给予基层医疗机构帮扶和引导资源下沉。本书课题组着重调查了样本基层医疗机构的人力资源配置情况，通过对样本基层医疗机构卫生技术人员总数（见表 6－5）、样本基层医疗机构公共卫生人员数及其占卫生技术人员总数比情况（见表 6－6）、样本基层医疗机构每千常住人口人力资源配置情况（见表 6－7）进行分析，衡量集团内样本基层医疗机构医疗卫生资源的配置情况。

表 6－5　　2011～2015 年样本基层医疗机构卫生技术人员总数　　单位：人

年度	健康路社区	黎明社区	七里甸社区	象山社区
2011	138	30	179	44
2012	162	32	178	46
2013	175	32	169	45
2014	195	39	197	47
2015	190	46	233	46

资料来源：笔者调查整理。

表 6－5 调查结果显示，在 2011～2015 年期间，样本基层医疗机构卫生技术人员总数呈上升趋势，其中健康路社区和七里甸社区卫生技术人员数量增速较快，黎明社区和象山社区则相对较慢，或增长趋势并不明显，这说明集团内基层医疗机构人力资源配置虽得到了一定发展，但发展态势并不均衡。

表 6－6　　2011～2015 年样本基层医疗机构公共卫生人员数及其占卫生技术人员总数情况

年度	健康路社区		黎明社区		七里甸社区		象山社区	
	公共卫生人员数（人）	占比（%）	公共卫生人员数（人）	占比（%）	公共卫生人员数（人）	占比（%）	公共卫生人员数（人）	占比（%）
2011	36	26.09	8	26.67	50	27.93	5	11.36
2012	36	22.22	8	25.00	50	28.09	5	10.87
2013	36	20.57	8	25.00	50	29.59	5	11.11
2014	54	27.69	8	20.51	50	25.38	5	10.64
2015	54	28.42	10	21.74	51	21.89	5	10.87

资料来源：笔者调查整理。

镇江市相关卫生部门要求集团内基层医疗机构在科学的宏观调控、合理的资源配置情况下，有更多的医护人员参与公共卫生服务，将疾病预防作为改革的主要目标，同时促进基层医疗机构公共卫生服务能力的提升。表6－6显示了2011～2015年样本基层医疗机构公共卫生人员数及其占卫生技术人员总数的比例，不难发现，除健康路社区公共卫生人员数量和其占卫生技术人员总数比例持续上升外，其他3家社区公共卫生人员数量增长并不明显，其占卫生技术人员总数的比例呈下降趋势。

由于基层医疗机构原则上不设住院床位，故课题组在设计调查问卷过程中省去了对样本基层医疗机构每千常住人口医疗机构床位数，但增加了每千常住人口公共卫生人员数和全科医生数的考察，得出2015年样本基层医疗机构每千常住人口人力资源配置情况（见表6－7）。结果分析可知，样本基层医疗机构职业（助理）医师、注册护士、公共卫生人员及全科医生数量远远小于镇江全市2015年的平均水平（2.30、2.33、1.37、4.92），但2015年镇江全市人力资源配置4项指标均高于全国的平均水平（2.18、2.32、0.81、1.17）。这也说明镇江市城乡医疗卫生资源配置仍然存在显著差距。此外，健康路社区和黎明社区均增加了康复病床的配置数量，2015年两家社区的康复病床数分别达到了33张和40张，较2011年分别增长了6.45%和33.33%，表明基层医疗机构虽然整体资源配置不足，但其对医疗机构间的分工协作工作较为重视。

表6－7　2015年样本基层医疗机构每千常住人口人力资源配置情况　单位：人

项目	健康路社区	黎明社区	七里甸社区	象山社区
职业（助理）医师	0.57	0.38	1.74	0.42
注册护士	0.57	0.52	2.51	0.51
公共卫生人员	0.47	0.19	1.16	0.08
全科医生	0.42	0.09	0.81	0.24

资料来源：笔者调查整理。

6.3.5　城市综合医院医疗费用增长不合理

本书将涉及医疗机构分工协作的各利益相关者均假设为有限理性主体，医疗费用可以在一定程度上说明城市综合医院和基层医疗机构的业务量变化情况，也可以对患者的就医流向起到调节作用。因此，课题组通过调查2011～2015年期间样本城市综合医院的医疗费用变化情况，试图解释医疗机构分工协作后城市综合医院运行状况（见表6－8）。

表6－8　2011～2015年样本城市综合医院医疗费用情况　单位：万元

年度	预算额		超支额		超支补偿额	
	样本A医院	样本B医院	样本A医院	样本B医院	样本A医院	样本B医院
2011	14328.12	15619.53	1047.13	2980.18	0	0
2012	10929.62	18339.20	6453.09	4098.87	0	0
2013	15749.56	22001.16	4185.95	5130.55	0	0
2014	16730.50	22001.16	6497.77	7378.05	0	0
2015	17894.57	23574.12	5683.48	7652.68	0	0

资料来源：笔者调查整理。

调查2011～2015年样本城市综合医院医疗费用情况发现，2家样本医院的医疗费用均呈超支状态，样本B医院超支额度逐年上涨，而样本A医院超支额则得到了一定的控制，对2家医院的超支补偿额调查发现，镇江医保经办机构在2011～2015年期间对两家医院医疗费用预算超支部分的补偿额度均为0。《镇江市社会医疗保险医疗费用结算办法》规定，对二级以上医疗机构实行“总额控制、弹性结算”，即医疗费用未超总额预算指标的定点医院，按实结算，总额预算指标的结余部分奖励40%；医疗费用超总额预算指标的不合理增长部分不予补偿，由医院自行承担。据此可知，集团内2家城市综合医院的医疗费用超总额预算指标不合理增长，虽然近两年得到了一定的控制，但超支额度仍然较高。不难推断，尽管政府计划采取行政手段控制城市综合医院医疗费用，从而引导患者及资源下沉，但实际效果并不明显。

对样本城市综合医院医疗费用控制情况进一步研究，发现在国务院明确规定取消药品零加成政策后，样本城市综合医院业务收入药占比下降明显，但检查检验收入占比有所上升，见表6－9，这在一定程度上加剧了医疗费用不合理增长，也使得患者医疗费用的自费比例逐年上升，政府降低患者就医负担的目标效果并不显著。

表 6-9　　2011~2015 年样本城市综合医院医疗费用控制情况　　单位:%

年度	业务收入药占比		检查检验收入占比		患者自费比例	
	样本 A 医院	样本 B 医院	样本 A 医院	样本 B 医院	样本 A 医院	样本 B 医院
2011	38.30	38.84	19.41	20.00	13.98	15.64
2012	38.12	34.90	20.71	21.47	14.73	15.95
2013	35.09	33.53	21.20	22.13	16.90	16.44
2014	31.23	30.05	22.54	20.90	17.32	17.43
2015	30.82	28.38	23.33	23.20	18.01	17.58

资料来源：笔者调查整理。

对比表6-10中2011~2015年样本城市综合医院和样本基层医疗机构次均费用发现，样本基层医疗机构金额在2013年之后开始呈下降趋势。说明样本基层医疗机构在镇江市医保机构通过采用“总额控制”和“人头点数法”等支付方式后医疗费用控制效果较好，这有利于引导患者和医疗卫生资源下沉，进而缓解城市综合医院诊疗压力，促进医疗机构分工协作。但样本城市综合医院门诊服务次均费用和住院服务次均费用均呈逐年上升趋势，说明样本城市综合医院医疗费用控制效果并不理想，存在着医疗费用部分不合理增长现象。

表 6-10　　2011~2015 年样本城市综合医院和样本基层医疗机构次均费用情况

年度	门诊服务次均费用（元/人次）		住院服务次均费用（元/人次）
	样本城市综合医院	样本基层医疗机构	样本城市综合医院
2011	100.73	50.08	8251.58
2012	107.83	69.30	8372.47
2013	130.83	74.25	8962.53
2014	156.85	67.65	9228.59
2015	169.54	61.45	9513.10

资料来源：笔者调查整理。

为进一步探究城市综合医院医疗费用不合理增长的原因，本书对样本城市综合医院医疗服务提供情况进行进一步分析，见表6-11。

表 6 – 11　　2011 ~ 2015 年样本城市综合医院医疗服务提供情况

年度	病床使用率（%）	出院者平均住院日（日）	门诊人次数（万次）	出院人次数（万次）
2011	109. 02	12. 07	68. 78	4. 18
2012	103. 52	10. 72	82. 66	4. 39
2013	105. 41	10. 06	86. 07	5. 67
2014	103. 21	9. 52	88. 76	5. 21
2015	100. 54	8. 63	90. 15	5. 78

资料来源：笔者调查整理。

调查发现，2011 ~ 2015 年样本城市综合医院病床使用率超标，均为 100% 以上，出院者平均住院日由 2011 年的 12. 07 下降至 2015 年的 8. 63。整体而言，2011 ~ 2015 年样本城市综合医院的病床使用率和出院者平均住院天数均呈下降趋势，但门诊人次数和出院人次数却呈持续增长趋势，年均增长率分别为 1. 71% 和 2. 05% 。

结合上述分析可知，自 2009 年镇江市成立医疗集团推动医疗机构开展分工协作工作以来，尽管城市综合医院开展了一系列双向转诊、特色帮扶工作，但集团内城市综合医院业务总量不降反升，这与分工协作初衷（即降低城市综合医院医疗费用和患者诊疗人次，促使这部分患者前往基层医院就诊，并带动医疗卫生资源下沉）并不一致。由此推断，城市综合医院参与医疗机构分工协作工作中存待改进的地方。

6. 4　关键利益相关者参与医疗机构分工协作满意度调查分析

通过前文分析可知，镇江市在促进医疗机构分工协作方面采取了诸如推进集团一体化管理机制、完善补偿机制、制定激励机制等一系列改革措施，在医疗机构双向转诊、特色帮扶、基层医疗服务运行等方面均取得了理想的效果，但同时也存在着基层医疗卫生资源配置仍然不足、城市综合医院医疗费用不合理增长等现象。为进一步探究此类问题存在的原因以及镇江市两大医疗集团内医疗机构分工协作改革的策略，本章拟基于关键利益相关者视角对其参与医疗机构分工协作的实现策略及利益诉求进行分析，以期在剖析镇江市两大医疗集团内医疗机构分工协作过程中存在问题的原因的同时，分析关键利益相关者满意度。

6.4.1 关键利益相关者参与医疗机构分工协作利益诉求

对两大集团内医疗机构分工协作改革措施解析发现，镇江市两大医疗集团是在政府指导和支持下开展的医疗机构分工协作工作，政府要求各参与分工协作的利益相关者能够遵守并执行政府制定的政策规章，同时获取政府给予的相应回报（此时，政府同样作为参与医疗机构分工协作的利益相关者，在制定相关政策规章和投入相应资本要求各利益相关者参与协作的同时也期望获得医疗机构分工协作目标实现的回报）。参与医疗机构分工协作的各利益相关者作为有限理性个体，在投入相应资本参与医疗机构分工协作的同时也期望能够实现自身利益诉求，而利益相关者个体利益诉求的满足情况将直接决定其参与分工协作行为策略的实施情况，最终直接影响医疗机构分工协作的整体效率。因此，在探讨医疗机构分工协作过程中各利益相关者的实现策略之前，有必要对利益相关者，尤其是关键利益相关者参与医疗机构分工协作的实现策略与利益诉求进行解析（见表6－12）。

表6－12 关键利益相关者参与集团内医疗机构分工协作实现策略与利益诉求

关键利益相关者	实现策略	利益诉求
政府	（1）加大对城市综合医院的基础建设、重点学科、科研项目和专业人才队伍等方面的投入，购买医疗机构公共卫生和医疗产品； （2）加大基层医疗机构标准化建设投入、签订托管合同，实行一体化管理，在社区成立“3＋X”家庭责任团队； （3）推行联合病房、成立一体化检验检查中心、完善双向转诊制度； （4）完善基本药物制度和双向转诊制度	（1）促进医疗机构分工协作； （2）明确城市公立医院功能定位，增强城市综合医院公益性属性，帮扶基层医疗机构发展； （3）提升基层医疗服务能力； （4）缓解不同层级医疗机构之间医疗卫生资源不平衡现状，提升资源利用效率； （5）降低患者医疗费用； （6）提升双向转诊效率

续表

关键利益相关者	实现策略	利益诉求
城市综合医院管理者	（1）严格控制医疗费用； （2）对经过基层首诊上转的患者实行“一免三优先”服务，并纳入考核、与绩效工资挂钩； （3）制定合理的选人用人机制，实行绩效工资制度； （4）鼓励医师多点执业、设立特色帮扶机制	（1）获得政府财政投入和相关支持； （2）获得医保总额预算结余奖励； （3）促进双向转诊； （4）调动员工积极性； （5）带动基层医疗机构发展
患者（居民）	（1）接受家庭医生服务； （2）严格执行基层首诊、双向转诊、分级诊疗； （3）信任基层医疗机构服务能力	（1）医疗费用降低； （2）医疗质量得到保证； （3）医保报销比例提升； （4）就医便捷程度及心理满意度提高

资料来源：笔者整理。

表6－12详细阐述了关键利益相关者视角下的医疗机构分工协作实现策略与利益诉求，需要特别说明的是，在集团内参与医疗机构分工协作的各个主体除关键利益相关者之外还会涉及其他利益相关者（如卫健委、医保部门、医务人员等），但依据本书第3章分析，这类利益相关者在参与医疗机构分工协作的合法性、重要性和紧急性程度上要略小于政府、城市综合医院管理者和患者（居民）这三类关键利益相关者。为便于分析以及确保研究结果的准确性，本书将这类其他利益相关者的改革措施及利益诉求与关键利益相关者进行整合，例如，医保部门通过优化医保支付方式控制城市综合医院医疗总费用和促进患者下沉，这可以与城市综合医院管理者和患者（居民）两类关键利益相关者的改革措施和利益诉求相整合；城市综合医院医务人员下派到基层指导或执业、基层医疗机构到城市综合医院进修等改革措施可与绩效工资、员工积极性等利益诉求相整合。因此，研究将根据上述关键利益相关者的实现策略及利益诉求，对镇江市两大医疗集团内医疗机构分工协作取得的成效和问题背后的原因进行再分析，探索医疗机构分工协作的最终实现策略。

6.4.2 关键利益相关者参与医疗机构分工协作利益诉求满意度

为了解关键利益相关者参与集团内医疗机构分工协作后的利益诉求满足

程度，课题组针对政府和城市综合医院管理者设置了访谈提纲，并于2016年8月对相关政府部门领导、城市综合医院管理者分别进行半结构式访谈，旨在了解这两类关键利益相关者参与集团内医疗机构分工协作后的利益诉求满意度及整体评价；为了解患者（居民）参与集团内医疗机构分工协作后利益诉求的满意度，本书课题组采用问卷调查形式考察医疗机构纵向协作后患者（居民）就医选择情况及利益诉求的满意度。下文将分别对三类关键利益相关者的利益诉求满足程度进行分析。

1. 政府层面

在访谈开展之前，课题组根据研究对象及研究目的，结合前文有关政府参与医疗机构分工协作的改革措施及利益诉求设计了一份半结构式访谈提纲（隐去相关标题及访谈对象的基本信息，访谈问题如表6－13所示）。访谈提纲主要设置引导性问题，围绕研究目的开展，以期全面了解受访者的真实感知。

表6－13　政府层面访谈提纲

题项	基本问题
1	自医疗集团成立以来，您对集团内医疗机构分工协作整体效果满意吗？具体评价如何？
2	您对当前城市综合医院公益性效果满意吗？具体评价如何？
3	您对当前城市综合医院参与医疗机构分工协作执行力满意吗？具体评价如何？
4	您对当前基层医疗机构服务能力满意吗？具体评价如何？
5	您对当前医疗集团内医疗卫生资源配置现状满意吗？具体评价如何？
6	您对患者（居民）参与集团内医疗机构分工协作后的就医费用满意吗？具体评价如何？
7	您对当前集团内双向转诊实施效果满意吗？具体评价如何？
8	您还有什么建议或者补充？

本阶段访谈的具体时间为2016年8月9日至11日，课题组成员先后对镇江市政府分管卫生部门、财政部门、人社部门管理岗位领导各1人，集团理事会、集团监管会成员各1人进行个人访谈，总共访谈了5人次，平均访谈时间为40分钟/人次。访谈期间，在征得受访者同意后，课题组成员对访谈内容进行了录音与文本记录，以完整保存访谈内容，在访谈结束后，课题组成员通过聆听录音结果并结合相关文本记录，对有关材料进行整理和分析，

得出政府层面管理者对镇江市两大医疗集团医疗机构分工协作满意度的访谈结果，具体分析如下。

（1）集团内医疗机构分工协作阶段性成效良好。通过建立两大医疗集团，促进医疗机构分工协作，实现了全市医疗服务整体效益提升。主要体现在三个方面，一是居民健康水平已进入全省前列，2015 年全市居民人均预期寿命 80.22 岁，孕产妇死亡率为 8.29/10 万，婴儿死亡率为 2.03‰，城乡居民健康素养水平由 2009 年的 6.96% 上升至 2015 年的 27.20%。二是全市医疗费用增长速度放缓，2015 年全市二级以上公立医院医疗总收入增幅为 12.8%，低于 2014 年 0.8 个百分点，基层医疗机构门诊次均费用逐年降低，仅占三级医疗机构门诊次均费用的一半左右，基层医疗机构慢性病管理人头平均药品费用也呈逐年下降趋势。三是分级诊疗秩序初步形成，双向转诊率逐年提升，信息、设备等医疗卫生资源共享程度增加，2015 年镇江市基层医疗机构门急诊病人占比已接近 60%，集团中高血压、糖尿病门诊诊疗人次在基层医疗机构占比已达到 70% 左右。“应该说，镇江市自成立医疗集团以来，医疗机构分工协作工作正朝着正确的方向走，阶段性效果还是令人满意的。”某位受访者这样总结。

（2）集团内医疗机构分工协作有序开展。镇江市自 2009 年成立江滨和康复两大医疗集团以来，立足“保基本、强基层、建机制”的基本原则，坚持城乡统筹、三医联动，强化医疗机构间的分工协作。在集团内部，市卫健委履行“管医”职责，依法对全行业进行监管，并注重对公立医院进行绩效考核评价；医疗集团履行“办医”职责、实行理事会领导下的院长负责制，真正做到了“管办分开”。两大集团还分别制定了协同化的治疗模式和协同救治网络，促进集团内医疗机构共享医疗卫生资源。此外，集团成立了社区卫生管理中心，对基层医疗机构实施一体化管理，在硬件建设、设备配备、资源共享、人员共享等方面对基层医疗机构进行特色帮扶，并规范和畅通双向转诊机制。整体看来，镇江市政府在医疗机构分工协作过程中采取了诸多改革措施，并取得了良好的运行效果。但必须强调的是，医疗机构分工协作是一项长期的系统性工程。正如某位受访者指出：改革从来都不是一蹴而就的，实现医疗机构分工协作是一项长期的、系统性的工程，需要改革者以目标为导向，沿着既定思路不断调整、不断优化，并且具备“咬定青山不放松”的心态和“将革命进行到底”的决心，最终实现医疗服务系统中的各个利益相关者共同参与和分工协作的最终目标。

（3）城市综合医院参与分工协作积极性有待提高。政府作为出资人，在加强城市综合医院基础建设的同时，增加了公共财政对医疗的投入，2011～2015年度，镇江市财政医疗卫生投入平均增幅为30.2%。在调动积极性方面，政府增加了集团内城市综合医院人员编制，并由医院公开招聘、自主择优选拔医务人员，此外，还建立了风险共担机制，实施无过错医疗损害救治制度，推进了医疗责任保险和基本医疗意外保险工作。同时，政府增强城市综合医院绩效考核力度，考核结果与财政补助、医保支付、院长年薪、医院总薪酬管理等挂钩，此外，镇江市加强了成本核算，全面实施了预算管理，较好地控制了医疗费用。某受访人员如是说：“政府为增强城市综合医院公益性，调动工作积极性，对城市综合医院财政投入、基础设施配备、人事制度等方面都给予了一定的支持，然而近3年，在全市平均医疗费用增长控制在15%以下的同时，个别三甲医院医疗费用却呈现出不合理增长态势，业务量持续攀升，参与医疗机构分工协作的积极性不够。”

（4）全科医生数量不足是基层医疗服务能力发展缓慢的重要原因。基层医疗机构承担着辖区内基本公共卫生服务和常见病、多发病的诊疗服务以及部分疾病的康复、护理服务，尽管自两大医疗集团成立以来，基层医疗机构在上级医院帮扶和政策导向作用下服务范围有所增加、业务量持续上涨，但基层医疗机构医疗卫生资源总量不足仍是不争事实，尤其是全科医生数量的缺乏已成为一项亟待解决的问题，目前镇江市少有基层医疗机构在固定执业（助理）医师人员配备数量上达到国家基本要求。究其原因，某位受访者指出：“全科医生应当在基层医疗机构中发挥着健康守门人作用，但目前多数高校医学院毕业生不愿意前往基层就业、执业，认为在基层薪酬待遇不理想、自身发展空间受限、社会地位不如城市综合医院医生等，即使有全科医生前往基层就业，但往往干不了几年就跑了，人员流动现象比较普遍。”

2. 城市综合医院管理者层面

沿用上述思路设计城市综合医院管理者层面的访谈提纲（见表6－14），本阶段访谈的具体时间为2016年8月14日至15日，课题组成员对样本城市两家综合医院副院长 2 人、行政科室主任 6 人、业务科室主任 4 人分别进行了访谈，总共访谈 12 人次，平均访谈时间为 30 分钟/人次。访谈期间，在征得受访者同意后，课题组成员对访谈内容进行了录音与文本记录，以完整保存访谈内容，在访谈结束后，通过聆听录音结果和相关文本记录，对有关材料进行整理和分析，得出城市综合医院管理者对镇江市两大医疗集团内医疗机构分工协作满意度的访谈结果，见表 6－14。

表 6－14　城市综合医院管理者层面访谈提纲

题项	基本问题
1	自医疗集团成立以来，您对集团内医疗机构分工协作整体效果满意吗？具体评价如何？
2	您对当前政府制定的关于医疗机构分工协作的政策规章满意吗？具体评价如何？
3	自参与医疗机构分工协作以来，您对政府财政补偿满意吗？具体评价如何？
4	您对当前双向转诊实施效果吗？具体评价如何？
5	您对医务人员参与医疗机构分工协作的积极性满意吗？具体评价如何？
6	您对当前基层医疗机构服务能力满意吗？具体评价如何？
7	您还有什么建议或者补充？

（1）集团内医疗机构实现一体化管理。在采访中了解到，为加强集团内医疗机构间的分工协作，两大医疗集团均已建立起一体化的管理模式，主要包含四个方面。一是人员管理一体化，目前集团内已建立起各医疗机构间的人员调配机制，统筹规划集团内相关人才的招聘和录用工作，统一开展住院医师的规范化培训等。二是学科建设一体化，根据集团内各医院功能定位，以集团强势专科所在医院牵头，进行专科跨医院整合，康复医疗集团内已成立了 3 个临床诊疗中心和 3 个临床诊断中心，推动了集团内医疗机构整体业务能力的上升和缓解了群众“看病难”问题。三是财务运行管理一体化，集团内实施三级总会计师制度，推行全成本核算管理，完善各医疗机构财务预决算，并建立相应的预算管理制度，扩大支出核算范围，严控变动成本。四是信息建设一体化。成立集团内信息中心，对集团内各医疗机构的信息化建设进行统一规划、统一投入、统一管理和统一维护，旨在实现集团信息资源共用、共享、共管。某信息化中心主任指出：“最近几年，集团内投入近 5000 万元用于信息化系统建设，与微软公司签订了长期合作协议。”

（2）政府补偿落实不到位。自镇江市两大医疗集团成立以来，集团内各医疗机构在政府要求下向医疗机构基础建设、信息网络建设、人才培训、相关制度落实等方面投入了大量财力。2015 年，康复医疗集团内各医疗机构的平均门诊费用为 142. 38 元，平均出院费用为 9574. 42 元，这两项指标均为同时期江苏省最低，有效降低了集团辖区内患者的医疗费用和就医负担。但由此产生的医疗机构日常运营压力也日渐增加，政府财政拨款没有能够按原先协商比例落实到位，目前城市综合医院负债压力沉重。某副院长提道："为应对药品零差率带来的医院收入减少问题，政府计划承担这 15% 药品收入中的 70%，但目前为止，我们还没有获得相关补偿，这部分损失只能由医院自行消化。"

（3）双向转诊工作实施效果一般。目前，镇江市两大医疗集团内均已建立起了严格的双向转诊机制，要求城市综合医院对由基层首诊后上转的患者提供"一免三优先"服务。经基层医疗机构上转的患者，城市综合医院能够按照集团内相关要求对患者进行诊疗服务和提供相应政策待遇，医疗上转工作能够顺利、有效开展，医疗上转人数逐年递增。但在患者术后或经治疗后下转到基层进行康复或疗养的患者比例较低。究其原因，一是因为患者（居民）对于双向转诊制度还不熟悉。某科室主任解释道："多数患者由于对双向转诊制度的不了解，认为在基层首诊没有得到有效治疗，这既增加了麻烦、耽误了时间还多花了钱，目前在三甲医院得到了理想的治疗效果，而且恢复期的住院费用也不是很高，所以许多患者不愿意再下转回基层医疗机构进行康复疗养"。二是集团内不同层级医疗机构间的利益分配不明晰。某副院长表示："目前城市综合医院和基层医疗机构抢患者的状况还是没有改变，尽管已经制定了相关协作协议，但两类医疗机构实际上仍然是独立的个体。"

（4）医务人员参与协作积极性不高。在访谈中了解到，镇江市卫健委为鼓励集团内城市综合医院医生到基层坐诊，实行每人每年 5 万元的补助，但这项激励政策对城市综合医院医生的吸引力并不大，现实中下基层坐诊的医生几乎都是有晋升职称需求的，这是政府对城市综合医院医生晋升职称规定的硬性任务，并不利于医务人员参与医疗机构分工协作的积极性和可持续性。某副院长指出："本来城市综合医院平时业务量就大，人手紧张，但为了落实政府规定，还是下派了一定数量的医务人员，而这部分医务人员的工资还得由医院来出”。此外，由于缺乏相应的考核机制和监管机制，这部分医务人员的工作质量无法得到保证。某行政科室主任分析集团内医疗机构分工协作工作开展不顺原因时说：“城市综合医院和基层医疗机构缺乏一套长期的、稳定的协作机制，目前都是城市综合医院在付出，短期看是帮扶，但长期怎么办，城市综合医院自身也面临运营和发展的压力。”

3. 患者（居民）层面

课题组于2016年9~10月，委托受训过的本校大三年级本科生27人和部分研究生对4家基层医疗机构的患者或其家属进行问卷调查，本次调查共发放问卷380份，剔除一些信息不完整及前后矛盾的问卷后共获得有效问卷356份，有效回收率为93.68%。回收问卷进行分析后，得出结果如下。

（1）基层首诊率较高。调查显示，患者（居民）就诊第一选择为基层医疗机构占比为70.22%，其中健康路社区基层首诊率为73.03%、黎明社区基层首诊率为65.45%、七里甸社区基层首诊率为69.66%、象山社区基层首诊率为73.31%。进一步调查发现，在选择基层首诊的患者中，72.47%的患者（居民）认为基层医疗机构就医方便、57.58%的患者（居民）认为基层医疗机构医疗费用低是其首选基层医疗机构的重要因素，仅18.54%的患者（居民）因基层医疗机构医疗技术水平高而选择基层首诊（见图6-3）。

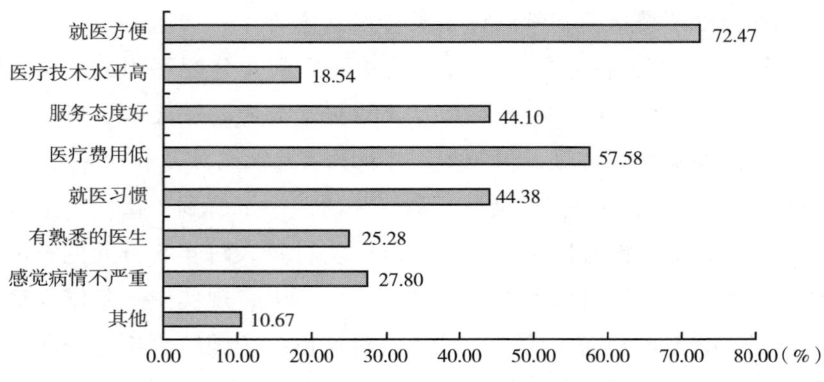

图6-3 患者（居民）选择基层首诊原因调查

资料来源：笔者根据调查问卷整理。

在未经基层首诊直接选择城市综合医院就诊的患者中，77.53%的患者（居民）认为城市综合医院医疗技术水平高，69.38%的患者（居民）是因为习惯了去城市综合医院就诊，仅有7.02%的患者认为城市综合医院医疗费用低（见图6-4）。

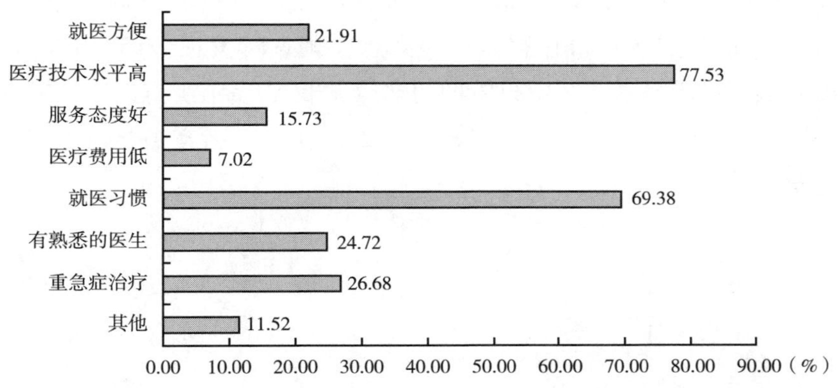

图6-4　患者（居民）首选城市综合医院就诊原因调查

资料来源：笔者根据调查问卷整理。

综合上述调查结果可以推断，集团内医疗机构纵向协作后患者（居民）的基层首诊率整体较高，这可以在一定程度上推动医疗卫生资源下沉，助力医疗机构分工协作。而分析选择基层首诊和选择城市综合医院就医的两类患者（居民）就诊选择原因时发现，医疗费用、就医便捷程度、医疗服务能力及就诊习惯是影响其就医选择的主要因素。

（2）患者（居民）对医疗机构分工协作关系知晓率偏低。在调查患者（居民）是否了解基层医疗机构和城市综合医院之间具备的纵向协作关系时，48.31%的患者（居民）表示很不了解，39.04%的患者（居民）表示了解一点，仅有12.65%的患者（居民）表示很了解（见图6-5）。而在调查由基层医疗机构上转至城市综合医院后的患者是否享受了“一免三优先”服务和被下转至基层医疗机构后的患者得到的医疗服务是否具有连续性时，90.45%的患者都表示享受了城市综合医院提供了“一免三优先”相关服务，76.97%的患者表示基层医疗服务与城市综合医院提供的服务具有连续性。这反映患者（居民）在就诊服务过程中虽然接受了医疗机构间的分工协作服务，但其对于医疗机构纵向协作内涵的知晓率偏低。患者（居民）作为医疗机构纵向协作过程中的能动载体，具备数量庞大、医疗信息掌握不完全、引导医疗卫生资源流向等特点，对医疗机构纵向协作内涵掌握不全将不仅会加剧患者（居民）“看病贵、看病难”问题，也会造成医疗卫生资源的过度浪费和医疗机构间纵向协作效率低下。在对目前基层医疗机构整体感受满意度调查时发现，13.48%的患者（居民）表示非常满意，34.27%的患者（居民）表示满意，28.37%的患者（居民）表示一般，还有23.88%的患者表示不满意或者非常不满意（见图6－6）。

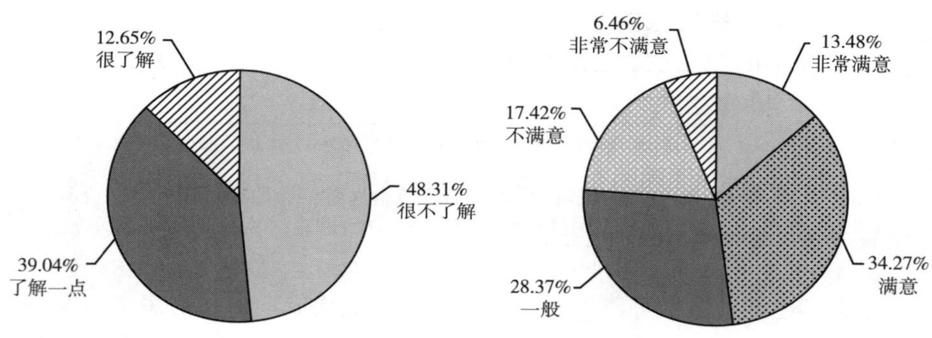

图6－5　患者（居民）对医疗机构纵向协作了解程度

图6－6　患者（居民）对基层医疗机构整体感受满意度

资料来源：笔者根据调查问卷整理。

（3）患者（居民）对基层医疗机构服务能力信任度不够。城市综合医院医生到基层医疗机构坐诊是促进基层医疗机构服务能力提升的重要因素，调查结果显示，24.16%的患者（居民）表示在基层医疗机构经常得到城市综合医院医生的诊疗服务，34.55%的患者（居民）表示在基层医疗机构偶尔得到城市综合医院医生的诊疗服务，还有41.29%的患者表示没有在基层得到城市综合医院医生的诊疗服务。在患者（居民）感知方面，27.53%的患者（居民）认为医疗机构纵向协作后基层医疗服务能力明显提升，35.11%的患者（居民）认为医疗机构纵向协作后基层医疗服务能力略微提升，20.22%的患者（居民）认为医疗机构纵向协作后基层医疗服务能力没有提升，还有17.13%的患者则对此没有感觉（见图6-7）。在对目前基层医疗机构服务质量满意度方面，15.73%的患者（居民）表示非常满意，28.93%的患者（居民）表示满意，24.44%的患者（居民）表示一般，还有30.90%的患者（居民）表示不满意或者非常不满意（见图6-8）。通过上述分析可以推断，患者（居民）对基层医疗机构服务质量的信任度仍然不够。

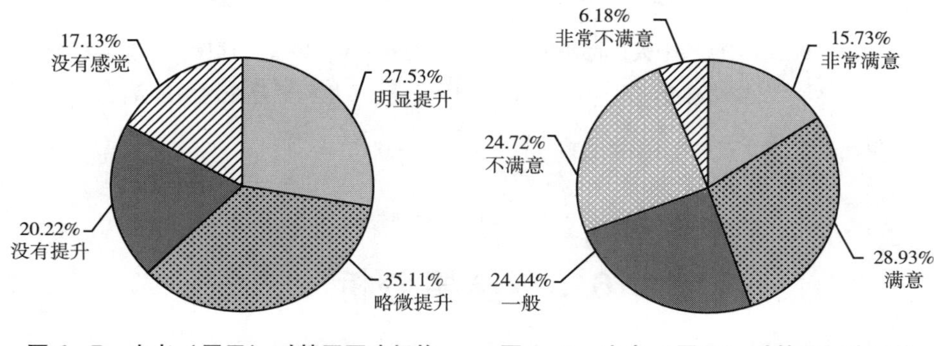

图6-7 患者（居民）对基层医疗机构服务能力感受

图6-8 患者（居民）对基层医疗机构服务质量满意度

资料来源：笔者根据调查问卷整理。

（4）基层医疗机构医疗费用降低。对患者（居民）在基层医疗机构医药费用负担调查显示，13.48%的患者（居民）表示负担非常小，29.77%的患者（居民）表示负担较小，37.08%的患者（居民）认为一般，仅有19.66%的患者（居民）认为负担较大或非常大。在基层医疗机构就诊个人自付费用方面，20.79%的患者（居民）认为个人自付费用明显降低了，43.82%的患者（居民）认为个人自付费用略微降低，仅有17.42%的患者（居民）认为个人自付费用没有降低，还有17.98%的患者（居民）表示没有感觉（见图6-9）。此外，有44.67%的患者（居民）对基层医疗机构医疗费用表示非常满意或满意，28.93%的患者（居民）认为一般，仅有26.40%的患者（居民）表示不满意或非常不满意（见图6-10）。整体看来，患者（居民）对目前基层医疗机构医疗费用满意度较高。

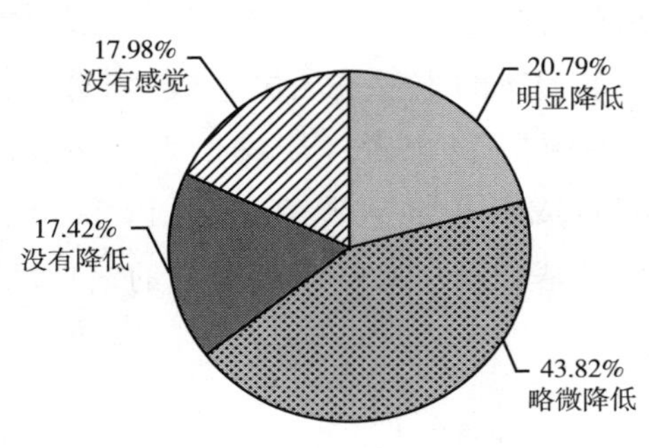

图 6-9　基层就医个人自付费用变化感受

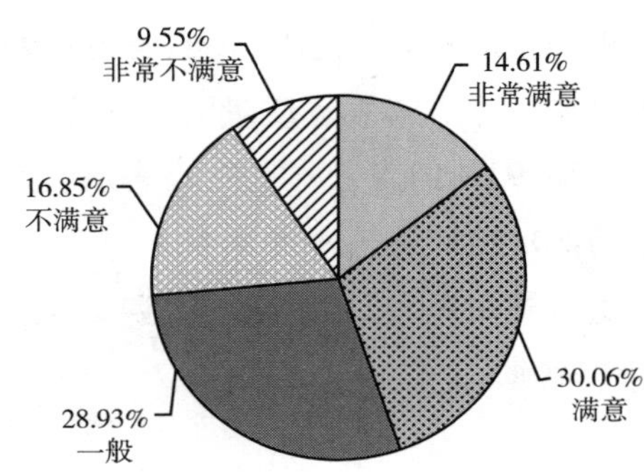

图 6-10　患者（居民）对基层医疗机构医疗费用满意度

资料来源：笔者根据调查问卷整理。

6.5　结果分析

本章从关键利益相关者视角解析了镇江市两大医疗团内医疗机构参与分工协作的改革措施，发现其与本书第5章节构建的医疗机构分工协作机制主体内容基本一致，这也符合本书研究的预期要求及目的。在此基础上，本章进一步对关键利益相关者参与医疗机构分工协作的改革效果及其满意度情况进行了详细研究，结果如下。

（1）机制构建合理可行。在系统解析关键利益相关者参与医疗机构分工协作改革措施的基础上，研究发现，镇江市医疗机构分工协作改革措施中基本涵盖了本书第5章构建的政府、城市综合医院管理者和患者（居民）三类关键利益相关者参与医疗机构分工协作的机制。对集团内医疗机构分工协作改革效果以及分析关键利益相关者参与医疗机构分工协作后的满意度进一步研究发现，镇江市基层医疗服务健康运行，患者（居民）基层首诊率逐步提升，基层医疗机构业务收入持续增加，城市综合医院与基层医疗机构双向转诊工作整体运转流畅，特色帮扶工作有效开展，且患者基层就医费用得到了有效控制，不同层级间的医疗机构分工协作工作取得了阶段性成效。因此可以认为，本书设计的医疗机构分工协作机制是合理可行的。

（2）分工协作改革需因地制宜。分析本章研究结果可知，集团内健康路社区与黎明社区2家基层医疗机构位于城市中心地区，而七里甸社区与象山社区2家基层医疗机构地处郊区，在调查医疗集团改革后基层医疗机构业务收入及门诊补偿时发现医保部门对两类基层医疗机构的改革措施是不尽相同的，这是与该地区的患者流向及政策引导的有效性相关联的。此外，在调查基层医疗卫生资源数量时发现，自集团化改革以来健康路社区和七里甸社区卫生技术人员数增长较快，而黎明社区和象山社区增长速度则相对缓慢、增长趋势并不明显，说明政府虽致力于提升基层医疗资源数量，强化基层医疗服务能力，但不同基层医疗机构间的配置数量并不均衡，基层医疗机构资源数量整体配置不足。

（3）关键利益相关者参与医疗机构分工协作主动性不够。对关键利益相关者参与医疗机构分工协作满意度分析发现，政府认为自医疗集团改革以来，集团内医疗机构分工协作工作取得了阶段性成效，但同时存在着城市综合医院参与分工协作积极性偏低、基层全科医生数量不足等问题。城市综合医院管理者认为，政府虽制定了相关政策和采取了相应措施，推动了集团内医疗机构分工协作工作，但实际上政府对城市综合医院的补偿并没有及时到位，这也在很大程度上造成了医务人员参与医疗机构分工协作的积极性不高。对患者（居民）的调查发现，尽管政府部门和城市综合医院管理者均采取了相应措施，加大了对基层医疗机构的投入、帮扶基层医疗机构发展，但患者（居民）对医疗机构分工协作关系的知晓率仍然不高，对基层医疗机构服务能力的信任程度仍然不足，这也阻碍了患者（居民）选择基层首诊的积极性。此外，通过对关键利益相关者访谈可知，尽管本书从关键利益相关者视角探讨了医疗机构分工协作的满意度，但在关键利益相关者参与医疗机构分工协作过程中也存在着其他利益相关者参与协作，因此在基于关键利益相关者视角探究医疗机构分工协作策略同时，也应重视其他利益相关者的参与策略。

6.6　本章小结

本章主要探讨和分析了全域医疗卫生服务体系纵向整合的典型模式之

——镇江市两大医疗集团内医疗机构分工协作实践，在回顾集团成立背景的基础上，解析了集团内医疗机构分工协作改革措施，并通过对镇江市两大医疗集团内2家城市综合医院和4家基层医疗机构近三年有关医疗机构分工协作的实际运行情况进行调研分析，认为集团内样本医疗机构纵向协作后取得了基层医疗服务健康运行、双向转诊工作运转流畅、特色帮扶工作有效开展等成效，但同时也存在着基层医疗卫生资源总量不足、城市综合医院医疗费用增长不合理等问题。此外，为探寻医疗机构分工协作的实现策略，本章分别从政府、城市综合医院管理者及患者（居民）三类关键利益相关者视角分析了医疗机构分工协作的实现策略及其利益诉求的满意度，结果显示，政府层面认为集团内医疗机构分工协作阶段性成效良好，集团内医疗机构分工协作工作进展有序，但同时也存在着医务人员积极性不高、全科医生数量不足等难题；城市综合医院管理者认为集团内医疗机构实现了一体化管理，但政府补偿并不到位导致医务人员的积极性不高，双向转诊工作的实施效果也较为一般。患者（居民）会因为就近方便和医疗费用低等因素首选基层首诊，但其对于医疗机构分工协作的知晓率偏低，对基层医疗机构医疗服务质量的信任度不够。研究结果认为，本书第5章节构建的医疗机构分工协作机制是合理、可行的，医疗机构分工协作需因地制宜，同时也存在着关键利益相关者参与医疗机构分工协作主动性不足等问题。

第7章　分级诊疗背景下医疗机构分工协作实现策略

结合前文理论分析可知，政府、城市综合医院管理者、患者（居民）是影响医疗机构分工协作的关键利益相关者，而医疗机构分工协作目标的实现需要利益相关者共同参与和相互协作，在此基础上分析了关键利益相关者参与医疗机构分工协作的稳定策略并构建起医疗机构分工协作机制，结合镇江市两大医疗集团分工协作实际经验，分析医疗机构分工协作实践过程中取得的成效及存在的问题，据此从理论与实践相结合角度提出分级诊疗背景下医疗机构分工协作的实现策略。

7.1　注重顶层设计以确立政府公平正义的引导策略

公平正义理论要求社会基本价值（自由、机会等）能够平等地分配。医疗卫生公平正义要求基本医疗卫生制度能够尊重每一位社会成员的基本权益，合理考虑不同主体的利益需求和获得健康权正当利益。而医疗机构分工协作的主要障碍源于不同利益相关者间的利益博弈，因此，注重符合医疗卫生公平正义理念的顶层设计，确立分级诊疗背景下医疗机构分工协作的公平性是促进其稳定运行和可持续发展的首要任务。

7.1.1　落实政府财政补偿政策

增加政府财政投入和完善利益激励机制是推动医疗机构分工协作目标实现的基础保障，由前文的调研分析可知，在全面取消“以药补医”政策后，由于政府的相应财政补偿不能及时到位使得城市综合医院收入减少、业务收入结构发生改变。此时，城市综合医院管理者为维护医疗机构运营发展，可能会增加检查、检验等方面的医疗费用，造成部分医疗服务项目费用不合理增长。此外，由于政府财政投入减少，城市综合医院管理者参与医疗机构分工协作的积极性降低，为了获取更多的利润回报，城市综合医院管理者会通过增加自身规模来吸纳更多的患者，从而提升业务量，但这将进一步加剧医疗卫生服务体系的碎片化程度。因此，政府需在落实财政补偿政策的基础上对城市综合医院实行减压放权，减轻城市综合医院承担的公共负担、债务负担和相应历史负担，进一步完善医疗服务的定价机制，减少医院政策性亏损。同时，政府要化解城市综合医院债务负担，对城市综合医院执行公益性事业的成本进行合理补偿。通过多种政策的协调作用优化城市综合医院补偿政策的生态，维护城市综合医院规范运营和调动其参与社会公益事务和参与医药卫生体制改革的积极性、稳定性、可持续性。

7.1.2 完善政府激励与监管制度

公平性差、风险分担机制不健全、市场管制与政府监督力度不足是医疗卫生领域普遍面临的问题，而这类问题均依赖政府主导作用。参与医疗机构分工协作的各个主体都有各自的利益诉求，在分工协作过程中会存在显著的博弈关系。政府作为医药卫生体制改革政策的制定者和推行方，其需要制定相应的激励政策以尽可能满足其他利益相关者的利益诉求，从而使各主体参与分工协作，但政府同时也作为理性经济人存在，也期望医疗机构分工协作后给自身带来利益回报，这时又需要完善政府监管机制。根据前文分析可知，增加政府投入分工协作的比例和政府投入分工协作后对城市综合医院不参与分工协作的惩罚，均有利于城市综合医院管理者和患者（居民）参与医疗机构分工协作。这就需要政府宏观的设计规划，建立起稳定的筹资机制和投入机制，在落实城市综合医院补偿措施的同时，提高医务人员待遇水平，加大对基层医疗机构的基本建设和设备投入，解决基层专业技术人才紧缺问题，调动城市综合医院对基层医疗机构的传、帮、带作用，扩大患者报销范围和报销比例，让居民“看得起病、看得好病”，在此基础上不断完善和强化政府激励制度。此外，政府还需要建立起合适的监管制度，明确各利益相关主体参与医疗机构分工协作的责权关系，积极引导和规范各利益相关主体共同参与，对政府投入后不参与或参与工作不达标的主体采取严格的惩罚措施。

7.1.3 发挥政府统筹调控作用

“强基层”是推动分级诊疗制度建立的有效途径，其不仅有利于引导患者选择基层首诊，而且有利于减轻城市综合医院就医压力，在缓解居民“看病贵、看病难”的同时，有助于提升医疗卫生资源的利用效率。现阶段我国医疗卫生资源总量不足、结构不合理等问题依旧突出，80%的医疗卫生资源集中在城市地区，其中多数又集中在城市大中型医院，而基层医疗卫生资源总量匮乏。在此背景下，政府需发挥统筹调控作用，围绕“保存量、促增长”的发展理念，在保障医疗卫生资源利用效率的同时，通过制定相应规章和采取激励措施建立不同层级医疗机构间的长效协作机制，调整医疗卫生资源配置方式和结构布局，让城市综合医院的部分资源合理流向基层，还可探索建立不同层级间医疗卫生资源共享、共用、共管机制，充分发挥医疗卫生资源的使用效率，调动基层医务人员的工作积极性。为应对基层医疗机构人员短缺问题，政府需注重全科医生培养，并提升其待遇水平、保障其晋升途径，让全科医生有能力、有意愿服务基层。此外，新一轮医药卫生体制改革已将人民健康作为改革的主要目标，政府应当鼓励或规定更多的医护人员参与到公共卫生服务中来，尤其需要提升基层医疗机构公共卫生人员数量，向基层居民普及健康生活方式、建设社区健康生活环境、发展社区健康产业、完善社会健康保障和服务，将疾病预防与健康治理同时嵌入基层居民生活环境当中。

7.2 强化功能定位以确立城市综合医院管理者责权明晰的参与策略

城市综合医院凭借其自身优势吸纳了大量专业技术人才、大型检查检验设备等，也因此“虹吸”了众多患者忽略基层首诊、直接前往城市综合医院就诊，而这又进一步导致城市综合医院规模不断扩张，“马太效应”愈演愈烈。不难看出，城市综合医院在推动分级诊疗制度建设和促进医疗机构分工协作进程中发挥着中枢作用。2015 年，国务院办公厅《关于城市公立医院综合改革试点的指导意见》指出，明确城市公立医院功能定位，充分发挥其在基本医疗服务提供方面的责任。结合前文理论和实践层面的分析，解析城市综合医院在参与医疗机构分工协作过程中的功能定位，将有助于城市综合医院管理者明晰责任和权利，促进城市综合医院参与医疗机构分工协作。

7.2.1 明确城市综合医院功能定位

医疗机构协作的效果在很大程度上取决于其分工水平，而分工水平又反向影响协作效果。目前，我国不同层级医疗机构间的分工并不明晰，表现在各类医疗机构间提供服务类别的重复性、竞争性，导致各类机构间的协作程度较低。因此，为避免城市综合医院过度扩张和扭曲发展，城市综合医院管理者需切实解决好分工问题，而城市综合医院参与分工的关键在于控制规模，根据自身性质进行功能定位，明确提供服务的范围，从而形成合理有序的服务提供体系。根据前文分析可知，城市综合医院作为三级医疗卫生服务网络的“龙头”，应当发挥区域内居民的急危重症抢救、疑难病症治理、严格执行分级诊疗制度、负责基层医疗卫生机构人员培训指导、开展传染病防控等公共卫生服务、自然灾害和突发事件紧急医疗救援和相关的科研教学等功能。明确城市综合医院功能定位，旨在进一步规范不同层级医疗机构间的协作关系，尤其是为了遏制医疗机构间的逐利机制和竞争关系以及控制城市综合医院不合理扩张趋势。当然，不可否认的是，在我国现阶段医疗卫生服务体系运行背景下，明确城市综合医院功能定位很难一蹴而就，需协同多方改革同步实施。

7.2.2 规范城市综合医院下转标准

对样本地区双向转诊实施情况调研发现，集团化改革促进了集团内医疗机构双向转诊制度和分级诊疗制度实施效果的提升，但患者在双向转诊过程中容易出现“上转容易下转难”的突出问题，这同样也是我国推进分级诊疗制度建设的一大障碍。因此，为避免一些城市综合医院为谋取更多利润而不执行医疗下转政策，地方政府部门需在推动不同层级医疗机构分工协作的同时，协同城市综合医院，根据本地区、本医院的实际情况，研究制定双向转诊尤其是医疗下转的标准、原则、流程及规范，并通过第三方机构或组织成立院内考核评估小组，确保城市综合医院医疗下转制度的有序运行。卫生行政部门可与医保部门相互协调，将符合有关规定的基层医疗服务项目纳入基本医疗保险支付范围、拉开城市综合医院与基层医疗机构间的报销档次、降低起付线等杠杆调节作用引导城市综合医院住院患者下转，严格控制城市综合医院降低标准，从基层医疗机构收治病人。此外，城市综合医院还需向基层医疗机构提供下转病人住院期间的诊疗信息和后续治疗、护理方案，指导基层医疗机构对病人进行后期的康复、护理与管理。

7.2.3 探索城市综合医院特色帮扶有效形式

需充分发挥城市综合医院拥有的人力、技术、设备、品牌等优质医疗卫生资源的作用，合理推动城市综合医院优质医疗卫生资源下沉到基层，提升居民医疗服务的可及性。同时，各地区政府及城市综合医院管理者需开展多种形式的帮扶措施，如签订长期的合作协议，明确特色帮扶的权利和义务，在不改变各机构功能定位及服务范围的前提下，通过托管、重组等方式组建各种形式的医疗联合体或医疗集团，由城市综合医院对基层医疗机构的人、财、物等资源进行统一管理。一方面，城市综合医院可通过完善医生多点执业制度，放宽多点执业要求，将医生多点执业与不同层级医疗机构间的分工协作相互结合，鼓励和引导更多的城市综合医院医生开展执业活动。另一方面，城市综合医院管理者可组织和下派管理团队参与基层医疗机构的日常事务管理，下派专业医生到基层就诊、带教、查房以及开展相关健康知识讲座等，城市综合医院也可为基层医务人员提供免费进修培训和设备支援，对基层医疗机构内的专科建设、临床服务、人才培养等进行全方位帮扶。在开展城市综合医院特色帮扶工作的同时，还应当建立对城市综合医院帮扶效果的考核激励制度，建立科学高效的财政投入实施方案，提升资金使用效率。

7.2.4 创新城市综合医院医务人员激励机制

医务人员是参与医药卫生体制改革的主体，促进医疗机构分工协作也需要医务人员共同参与完成。因此，应当在不损害医务人员合理利益的前提下，调动其工作积极性。调查得知，样本地区为调动城市综合医院医务人员参与分工协作的积极性制定了相应激励政策，尽管政府及城市综合医院管理者采取了一系列措施，进行了大力投入，但实际效果并不显著。为此，需要加强对城市综合医院医务人员进行宣传引导，督促医务人员摒弃个人利益、私有利益，改变以往参与分工协作过程中人浮于事的现象，鼓励医务人员从整体利益、社会利益、群众利益的高度出发，支持政府及城市综合医院管理者做出的有利于分级诊疗制度实施的合理决策，共同促进医疗机构分工协作目标的实现。同时也要在绩效考核、薪酬管理、职称晋升以及个人职业发展等诸多方面综合考虑医务人员的切身利益，发挥他们的主观能动性，创新城市综合医院医务人员激励机制，调动其参与医疗机构分工协作的积极性。

7.3　构建信任机制以确立患者（居民）合理高效的选择策略

患者（居民）作为医疗机构分工协作过程中的能动载体，其选择偏好及其利用卫生服务的程序和步骤将会对医疗机构分工协作效果产生较大影响。根据前文分析可知，尽管当前我国医疗卫生资源总量不足、结构配置不合理、基层医疗机构服务质量和服务能力仍然不高均是不争事实，但政府已采取相应改革措施不断调整资源配置结构和提升基层医疗服务能力。因此，有必要从需方视角进一步采取措施，改变患者（居民）对于基层医疗机构的认知度，提升患者（居民）对基层医疗服务能力和服务质量的信任度，促进患者（居民）选择基层首诊和参与分工协作，从而助力分级诊疗制度。

7.3.1　加强患者（居民）认知度

患者（居民）应当是医疗机构分工协作最终目标的受益者，在调查中发现，尽管样本地区患者就医首诊率较高，但分析其原因可知，多数患者因在基层就医方便、医疗费用低而倾向于选择基层首诊，其对医疗机构分工协作关系的知晓率偏低、对基层医疗机构服务能力信任度明显不够。因此，各级政府应针对不同类型居民选择政策宣传途径和接触点，如在城镇地区，由于城镇居民之间的相识度低于农村地区，所以可成立区域政府牵头单位、街道办事处以及社区卫生服务中心等组成的卫生政策宣传部门，以区域内企事业单位人员为主要对象，社区居民为辅助对象进行定期政策宣传和卫生指导工作；在具有熟人社会性质的乡村地区，可通过乡镇卫生院为主导，联合在乡村地区具备一定威望的村干部、教师、医生等开展卫生政策咨询工作和相关健康知识讲座。各级社会组织应积极利用网络电视、信息化工具，如微信、app 等网络平台以及报刊等，对辖区内居民进行定期的健康教育，提升居民健康意识和增长健康知识的同时，为居民解读医改政策，加强患者（居民）对医疗机构分工协作的认知度和信任度，引导患者（居民）自发形成良好的就医秩序。此外，还需发挥基层医疗机构医务人员作用，利用平时与患者接触多的优势，向患者普及有关医疗机构分工协作的重要意义，使其了解参与分工协作的有效性、必要性，进而充分认识并选择基层首诊。

7.3.2 提升患者（居民）基层就医满意度

就医费用和就医满意度是影响居民就医行为选择的重要原因，基层医疗机构需发挥便民快捷、医疗费用低廉的优势，引导居民选择基层首诊。在具体政策措施上，政府可在医保政策上调节居民（患者）选择基层首诊和直接前往城市综合医院就诊的医疗费用报销比例，给予基层首诊患者更多的经济优惠；基层医疗机构应当丰富药品种类，对基层居民常见病、多发病及慢性病的药物要尽量完善和保障数量充足，在医疗设备、医师专业技能、就医环境等方面加强建设，保障基层居民基本医疗服务需求。在具体服务方式上，基层医疗机构分布和规模应当遵循便民原则，合理规划基层医疗机构的分布和规模，并安排结构合理的医护人员团队，并于城市综合医院形成行之有效的对接工作章程。此外，为避免基层医疗机构居民过早上班或过迟下班而与基层医疗机构就诊时间发生冲突，应根据基层居民的就诊习惯适当调整基层医疗机构的作息时间，尽可能地方便基层居民就诊。

7.3.3 增加患者（居民）家庭医生签约服务率

全面推广家庭医生服务、增加基层居民家庭医生签约服务率，是提升患者基层医疗服务使用效率和减轻城市综合医院就医压力的有效手段，各地区需形成一套完善的家庭医生服务流程、规范和标准指南，并建立相应的评价体系，根据基层居民生活方式、行为习惯、工作特点等，对原有家庭医生条线工作的质控标准和评审要求进行相应调整，分阶段推进家庭医生与患者（居民）的签约服务。一是对普通人群，可通过政策倾斜，引导基层居民优先选择家庭医生诊疗服务；二是从医疗救助、城乡居民医疗保险等部分特定人群展开家庭医生签约工作，并逐步扩大签约范围；三是对首诊人群实行合理有序的转诊，对超出诊疗范围与能力的患者，由家庭医生提供上转渠道，在相关政策辅助下，建立以家庭医生为核心的首诊机制与转诊机制，为医疗机构分工协作夯实基础。通过优质服务与政策倾斜，并积极引导居民与家庭医生建立签约关系，逐步提高签约居民的就医行为依从性，同时积极探索居民在社区内自主选择家庭医生的竞争机制。

7.4 围绕改革目标以确立其他利益相关者联动整合的协作策略

本书着重从政府、城市综合医院管理者和患者（居民）三类关键利益相关者角度对医疗机构分工协作进程中各主体的利益博弈关系进行解析，并建立相应的分工协作机制。然而不可忽视的是，医疗机构分工协作进程中还涉及诸多其他利益相关者，这类利益相关者在医疗机构分工协作过程中也发挥着一定的促进作用。因此，联动并整合其他利益相关者的行为策略促使其参与医疗机构分工协作，对于我国医疗事业改革和分级诊疗目标的实现同样具有显著意义。

7.4.1 推动医保整合

长期以来，我国医保机构与医疗机构处于不对等地位，且经办机构较为分散，这种分散的管理模式造成了医保机构与医疗机构间的互动和谈判机制缺失，也阻碍了医保对医疗机构的行为控制力。此外，医保与卫生两部门间的利益诉求并不一致，医保主要负责资金的筹集、管理及使用，确保基金使用安全，所以不会对分级诊疗制度产生直接作用。2016 年 1 月，国务院出台

《关于整合城乡居民基本医疗保险制度的意见》，提出整合城镇居民基本医疗保险和新型农村合作医疗制度，建立统一的城乡居民基本医疗保险制度，旨在增强医保谈判能力和对医疗机构的约束能力。本书认为国家应当加快整合城乡居民保险和城镇职工保险制度，对医保统筹层次进行统一，加强与医疗机构的通力合作，促进医疗机构行为模式转变。在具体操作过程中，可采用门诊统筹方式，取消个人账户，即门诊统筹费用只能在基层医疗机构使用，而不能在三级医疗机构使用，部分地区可根据实际情况，放开二级医院使用门槛。在转诊方面，需对转诊患者则实行严格的转诊制度，可通过取消下转病人支付第二次住院的起付线，将下转病人节约的费用返还给上级医疗机构，促进不同层级医疗机构分工协作的开展。

7.4.2 获得医务人员支持

医疗机构分工协作仰赖医务人员的积极参与。要在不损害医务人员合理利益的前提下，调动医务人员的工作积极性，降低医务人员参与医疗机构分工协作的阻力，需对医疗机构分工协作的改革任务及分工协作后的成效进行广泛宣传，获得医务人员的认同，同时也要在医务人员绩效考核、薪酬管理、职称晋升以及职业发展等方面综合考虑医务人员的切身利益，发挥并调动其主观能动性和积极性。同时，医务人员也应当具备大局观，从社会整体利益、群众利益的高度出发，支持医疗机构分工协作，而不应该仅仅为了个人或单位利益，阻碍相关部门对医疗机构的约束和监管。

7.4.3 带动民营医疗机构参与

医疗机构分工协作旨在从整体上提高基层医疗机构的诊治能力，促进各类医疗机构健康发展，为人民群众提供安全、有效、方便、价廉的医疗卫生服务，引导患者有序就医、保障患者基本医疗卫生服务公平、可及，最终建立起有序的分级诊疗制度。但医疗机构分工协作并不是将民营医疗机构排除在外，也不是公立医疗机构的“圈地运动”，在开展医疗机构分工协作的各个环节中，政府、公立医院和医保等相关部门应当鼓励和带动民营医疗机构参与，整合一切可利用的医疗卫生资源，促进医疗机构分工协作，推动分级诊疗制度。

7.4.4 形成三医联动改革合力

医疗机构分工协作涉及医疗卫生服务体系类各个方面，因而政府部门需强化顶层设计，在医改部门中以群众健康为根本，切断医疗机构间不合理的利益链条，消除药品生产、流通领域中的障碍因素和系统间的结构型摩擦，最终联动“医疗、医保、医药”综合开展改革，形成三医联动改革合力，提升资源利用效率、节约改革成本。在卫生行政部门内部，各部门也需加强协作，医政、卫生、药政、疾控等部门需形成合力，摒弃个人利益主义、形式主义，在一些行政评审或医疗机构排名评比等行为，应当做到“有所为和有所不为”，对其中某些效果不明显的单项政策选择性地予以取舍，集中精力做好医疗机构本职工作。

7.5 利用现代化技术手段发展“互联网+医疗”策略

互联网正以前所未有的广度和深度促进技术产业转型升级和经济发展进步，在社会需求和技术日趋完善的前提下，“互联网+医疗”应运而生，目前国内以互联网为载体和技术手段的健康教育、医疗信息查询、电子健康档案、疾病风险评估、在线疾病咨询、电子处方、远程会诊及远程治疗和康复等多种形式的健康医疗服务正被业界推广和应用，为医疗卫生服务体系整合及机构间分工协作提供了众多途径。通过“互联网+医疗”促进医疗机构分工协作是医疗卫生服务体系发展的必然趋势，未来可进一步运用“互联网+医疗”对不同层级医疗机构间的资源整合、医保整合、健康管理等方面进行探索，优化现有诊疗模式、资源配置方式，完善当前医疗卫生服务体系，促进医疗机构分工协作。

7.5.1 医疗服务机构间资源共享

经济学认为劳动力、生产资料、生产技术、信息是社会经济资源的四大基本要素。对应到医疗机构间的医疗卫生资源，本书主要从医疗机构间的医护人员、医疗职能以及医疗信息三个方面进行归纳梳理。

（1）互联网＋人员整合。长期以来，我国的城乡发展不均衡，基层医疗机构服务对象基数大、范围广，且突发事件较多，医护人员缺乏是目前基层医疗卫生服务机构普遍存在也是阻碍其发展的主要因素。通过发展互联网与医疗机构建立医疗网络信息平台，引导医院专科医生面向基层社区和乡村地区开展检查和服务工作、上级诊断和远程医疗等服务，基层医生可以通过网络信息平台了解和掌握最前沿医学动态与职业技能，切实提高自身业务水平，缓解基层地区专业医生数不足、医疗服务能力偏弱等问题。

（2）互联网＋职能整合。医疗服务机构层级之间断裂、制度不完善以及缺乏相应的监管机制导致当前我国双向转诊制度并不能有效开展；此外，市场经济体制改革造成了我国医疗服务市场的竞争导向。运用互联网技术，整合医疗服务机构间的职能，建立远程医疗服务体系，通过远程会诊确定是否需要转诊及转诊方向；在患者下转康复期间，上级医疗机构医师可以通过网络对下转患者进行及时的诊疗与回访。在基层医疗卫生服务机构，充分利用大数据等手段，开展城乡地区公卫服务，促进公共卫生、预防医学、临床甚至社会服务等有机整合，建立预警系统，提高重大疾病和突发公共卫生事件的预防控制能力。

（3）互联网＋信息整合。目前，医疗服务电子信息共享平台的建设较为普遍，但多数地区并没有得到充分利用和有效管理，医疗机构间信息共享程度不高。整合发展基本思路主要是通过与第三方医疗信息机构合作，通过第三方构建居民电子健康档案、电子病历、检查报告及医学影像等，构建以电子病历和医院管理为重点的医疗集团信息共享平台和集医疗、公共卫生、健康档案管理为一体的数字化社区卫生信息系统，逐步建立跨医院的医疗数据共享交换标准体系。

7.5.2 医疗保险信息共享

进入21世纪以来，我国已基本建立起覆盖全民的基本医疗保障体系，然而体系多元、管理分割、碎片化等问题依旧存在，这就迫切要求形成自上而下的整合型医保制度，我国基本国情和实际经验表明，多元医保制度的存在是我国现实国情下全民医保实施的必经阶段。构建以互联网为媒介的平台，实现不同层级、不同类别医疗机构间居民医保信息化建设与管理，这在一定程度上可以促进医保事业的发展和医保制度的整合。

（1）互联网+医保信息。我国以城乡居民和新农合为框架的两大医疗保险制度已基本实现全面覆盖，然而多元且城乡分割的医保制度也存在着报销比例不一致、报销手续繁杂、患者不能明确报销项目等问题。通过网上医保服务大厅，居民可以通过网络申报医疗保险种类，将个人身份信息与基本医保信息绑定，可以及时从网络获取有关医保政策的调整方案、医保基金筹资标准及时间、报销手续及比例等服务。此外，企事业单位可以通过互联网传输该单位的参保人员信息，工作人员对上传信息进行核实与修改，实现该单位人员参保、停保、续保等网上经办程序，同期实行医保信息数字化管理与储备，提供工作效率的同时也节约了大量社会资源。

（2）互联网+医保支付。近年来，互联网支付制度发展迅猛，并以方便、快捷的特性影响着多数人的生活，网银、第三方支付、移动支付等负载有特定信息的电子数据逐步取代了以往银行办理、现金支付等交易方式。构建医保网络支付平台或开发手机应用软件，通过个人账户登录个人网上医院，通过网络平台进行预约挂号、在线问诊，在个人账户内实行医疗费用的支付程序，系统根据设定程序自动划分其医保费用和自费费用，真正实现网上看病就医以及医保基金的高效结算。

7.5.3 互联网+健康管理

健康管理是对居民健康进行全方位分析、检测、评估以及预防和控制的过程，其本质是促进居民健康水平的提高，降低疾病的发生概率，合理分配有限的卫生资源达到最大的健康效果。探索新的健康管理模式，将互联网运用到慢病管理及养老服务中，不仅有助于提高患者的生活质量，降低医疗费用，促进全民健康，也有助于强化基层医疗卫生服务职能，提升医疗资源使用效率。

（1）互联网+慢病管理。慢病指慢性非传染性疾病，主要是指以心脑血管疾病、糖尿病、恶性肿瘤、慢性呼吸系统疾病等为代表的一组疾病，是我国和世界目前主要的致死原因。部分地区已经实施了在互联网平台上进行慢病管理，并取得了一些经验。慢病患者通过个人账户登录社区慢病管理网络平台，社区卫生服务机构为慢病患者建立电子化慢病管理档案，对慢病信息进行检测与更新；慢病患者通过网络平台进行慢病自我康复管理，利用互联网或手机平台进行网上预约社区卫生服务中心医师及相关专家，通过远程心电图诊断、X光诊断等网络信息系统与上级医疗机构专业医师进行沟通，确保慢病管理的质量水平，患者出院后社区医护人员可通过电话、微信等进行随访，并开展相关健康教育活动。

（2）互联网+健康养老。我国老龄化程度日益加剧，传统养老模式普遍存在有养无医、医养分离等问题，无法满足人口老龄化及健康养老需求，因此探索新型健康养老模式势在必行。健康管理机构可通过大数据、云计算等新技术构建网络平台，提供长期跟踪、检测预警的个性化健康养老服务模式，发展咨询评价、预防管理等应用服务，强化第三方市场在线健康调查，促使健康养老水平的专业化程度提升。综合现有的社会力量和信息技术平台，构建健康养老网络服务平台，提供养老护理、康复照料等基本的养老服务，鼓励养老机构开展基于互联网的便捷式体验、提高养老服务综合水平。

7.6 本章小结

本章结合前文理论研究及实证研究，主要围绕医疗机构分工协作过程中政府、城市综合医院管理者、患者（居民）三类关键利益相关者提出医疗机构分工协作的实现策略，在此基础上，进一步围绕医疗改革目标，从联动整合视角提出了其他利益相关者参与医疗机构分工协作的实现策略。

第 8 章　研究结论与展望

8.1　研究结论

分级诊疗目标的实现依赖医疗机构分工协作。本书在界定相关概念和回顾利益相关者理论、分工理论、协同理论、系统理论的基础上，运用米切尔三维属性分类方法、演化博弈方法、实证研究等方法，对利益相关者视角下医疗机构分工协作的机制和实现策略进行全面系统的研究。研究内容主要围绕医疗机构分工协作过程中存在着哪几类关键利益相关者、关键利益相关者参与医疗机构分工协作过程中存在着怎样的利益诉求和博弈关系以及医疗机构分工协作实践过程中取得了什么成效和存在着怎样的难题等展开，主要得出以下研究结论。

（1）影响医疗机构分工协作的关键利益相关者为政府、城市综合医院管理者和患者（居民）。政府、卫健委、医保部门、城市综合医院管理者、城市综合医院医生、普通二级医院管理者、普通二级医院医生、基层医疗机构管理者、基层医疗机构医生和患者（居民）为参与医疗机构分工协作的主要利益相关者。结合米切尔三维属性分类方法，邀请专家从合法性、重要性和紧急性 3 个属性维度对主要利益相关者进行评分，最终得出政府、城市综合医院管理者和患者（居民）为影响医疗机构分工协作的三类关键利益相关者。

（2）医疗机构分工协作目标实现的着力点在于关键利益相关者共同参与。政府、城市综合医院管理者和患者（居民）作为理性经济人，任何一类利益相关者的策略选择都会受到其他两类利益相关者的行为策略影响，在经过关键利益相关者反复学习和调整后，最终形成一种均衡稳定策略组合，即增加政府投入分工协作后对城市综合医院不参与分工协作的惩罚、患者（居民）选择分工协作后获得的政府支持和患者（居民）选择分工协作后自费医疗费用的降低部分；降低政府投入分工协作付出的成本、政府投入分工协作后给予医院的财政补偿、患者（居民）选择分工协作后获得的政府支持、患者（居民）选择分工协作后产生医疗质量降低的成本，以及城市综合医院管理者和患者（居民）选择参与医疗机构分工协作的比例时，都将有利于促进政府投入医疗机构分工协作。这种策略组合虽不能实现各关键利益相关者的利益最大化，但能均衡各关键利益相关者的利益诉求，从而实现医疗机构分工协作和社会整体效益提升。在此基础上，综合分析我国分级诊疗制度建设现状及难点，通过构建政府层面的政策机制、利益引导机制、帮扶机制，城市综合医院管理者层面的资源共享机制、双向转诊机制和患者（居民）层面的信任机制、激励机制，最终形成分级诊疗背景下的医疗机构分工协作机制。

（3）医疗卫生服务体系纵向整合背景下，镇江市医疗机构分工协作取得了一定成效，但同时也存在着一些突出问题。在镇江市医疗卫生服务体系纵向整合过程中，基层医疗机构服务效率提升，在基层医疗服务量明显增加的同时有效控制了医务人员推诿患者和分解门诊现象；医疗机构间的双向转诊工作运转流畅，不同层级医疗机构间的协作与联系增强，但也存在着医疗转诊“上转容易下转难”问题；城市综合医院为协助基层医疗机构发展、提升基层医疗服务能力实施的帮扶工作开展有序。存在的突出问题一是基层医疗卫生资源整体不足，且不同机构间的发展态势并不均衡；二是城市综合医院医疗费用增长不合理，推断认为，城市综合医院参与医疗机构分工协作有待改进。

（4）政府虽致力于开展医疗机构分工协作工作，但关键利益相关者间的利益诉求并没有得到协调与满足。实证研究结果显示，政府层面认为集团内医疗机构分工协作阶段性成效良好、医疗机构分工协作工作进展有序，但同时也存在着医务人员积极性不高、全科医生数量不足等问题；城市综合医院管理者认为集团内医疗机构已实现了一体化管理，但由于政府补偿不到位导致医务人员的积极性不高，双向转诊工作的实施效果一般。患者（居民）会因为就医方便和医疗费用低等因素首选基层首诊，但其对于医疗机构分工协作的知晓率偏低，对基层医疗机构医疗服务质量的信任度仍然不够。

8.2 研究展望

本书是国家卫健委委托项目《基于医疗保险支付方式的整合型医疗卫生服务体系优化研究》、江苏省普通高校学术学位研究生科研创新计划项目《基于利益相关者理论的分级诊疗体系优化研究》的阶段性成果之一。在研究过程中发现，由于医疗卫生服务体系涉及范围广、层级多、主体杂，且受到主客观条件和能力限制，因此本书难免存在着一些不足，并需要在未来的研究中进行深化与提高，主要体现在以下几个方面。

（1）分级诊疗目标实现的关键在于不同层级医疗机构间构建起合理、有效的分工协作机制，而医疗卫生服务体系优化还需要同一层级医疗机构间的职能互补与协同，因此，应进一步从横向协作和纵向协作相结合角度，探索公立医院、社会办医院、专业公共卫生机构等医疗卫生机构间的协作策略。

（2）本书主要从关键利益相关者视角探究医疗机构分工协作实现策略，而医疗机构分工协作过程中涉及多个利益相关主体，任一主体行为策略发展改变都会对其他主体行为决策产生相应影响，进而影响医疗机构分工协作效果。因此，应扩大研究对象，增加医疗机构分工协作利益相关者数量，对其行为策略以及不同利益相关者之间的相互影响作用进行系统、全面的分析，为医疗机构分工协作利益相关者提供更加具体和针对性的策略建议。

（3）目前国内已建立起了多种形式的医疗机构分工协作模式，本书选取并分析了医疗卫生服务体系纵向整合典型模式之一的镇江市医疗机构分工协作的实践效果。为了更加有效地验证前文理论构建的医疗机构分工协作机制和确保研究结果的准确性、有效性，应进一步选取我国不同区域、不同协作模式的试点城市进行追踪调研与分析。

附录1　医疗机构分工协作主要利益相关者属性识别

尊敬的专家、学者：

您好！为促进不同层级医疗机构分工协作，推动分级诊疗制度建设。现诚邀您对医疗机构分工协作的主要利益相关者的合法性、重要性、紧急性进行打分。请根据您的理解进行打分，1～5代表得分由低到高，得分越高说明利益相关者参与医疗机构分工协作的主动性越强。请在您认为合适的“○”内打“√”，若无法作出判断，则在“无法选择”选项下“○”内打“√”。

1. 利益相关者属性得分——合法性

得分	1	2	3	4	5	无法选择
政府	○	○	○	○	○	○
卫健委	○	○	○	○	○	○
医保部门	○	○	○	○	○	○
城市综合医院领导	○	○	○	○	○	○
城市综合医院医生	○	○	○	○	○	○
县级医院领导	○	○	○	○	○	○
县级医院医生	○	○	○	○	○	○
基层医疗机构领导	○	○	○	○	○	○
基层医疗机构医生	○	○	○	○	○	○
患者（居民）	○	○	○	○	○	○

2. 利益相关者属性得分——重要性

得分	1	2	3	4	5	无法选择
政府	○	○	○	○	○	○
卫健委	○	○	○	○	○	○
医保部门	○	○	○	○	○	○
城市综合医院领导	○	○	○	○	○	○
城市综合医院医生	○	○	○	○	○	○
县级医院领导	○	○	○	○	○	○
县级医院医生	○	○	○	○	○	○
基层医疗机构领导	○	○	○	○	○	○
基层医疗机构医生	○	○	○	○	○	○
患者（居民）	○	○	○	○	○	○

3. 利益相关者属性得分——紧急性

得分	1	2	3	4	5	无法选择
政府	○	○	○	○	○	○
卫健委	○	○	○	○	○	○
医保部门	○	○	○	○	○	○
城市综合医院领导	○	○	○	○	○	○
城市综合医院医生	○	○	○	○	○	○
县级医院领导	○	○	○	○	○	○
县级医院医生	○	○	○	○	○	○
基层医疗机构领导	○	○	○	○	○	○
基层医疗机构医生	○	○	○	○	○	○
患者（居民）	○	○	○	○	○	○

附录2　基层医疗机构患者（居民）问卷调查表

您好：

我们是江苏大学管理学院的研究生，为更好地了解镇江市医疗机构纵向协作后患者（居民）就医选择及感受情况，旨在整合医疗卫生资源、优化医疗卫生服务体系、缓解居民“看病贵、看病难”问题。现邀请您参与本次问卷调查，此问卷不记名，对调查所获得的数据仅供科研使用。希望您能配合，谢谢。

一、个人基本信息

1. 您的性别：①男　　　　②女
2. 您的出生年月：________年_____月
3. 您的基本医疗保险种类：①城乡居民医疗保险　②城镇职工医疗保险　③没有参保
4. 您是否购买了商业医疗保险：①是　　　　②否
5. 您的就业情况：①在业（包括灵活就业）　②离退休　③在校学生　④失业　⑤无业
6. 您的文化程度：①小学及以下　②初中　③高中（中专）　④大专　⑤本科及以上
7. 您的婚姻状况：①未婚　②已婚　③丧偶　④离异　⑤其他
8. 从您家到最近的医疗机构需要______分钟（以个人最容易获得的交通工具或步行）。

二、医疗机构纵向协作后患者（居民）就医选择情况

1. 您就诊一般首选何种类型医疗机构？

①基层医疗机构　②城市综合医院（转第6题）　③其他（转第6题）

2. 您首选基层医疗机构的原因是什么？（可多选）

①就医方便　②医疗技术水平高　③服务态度好　④医疗费用低

⑤习惯到基层医疗机构就诊　⑥有熟悉的医生　⑦感觉病情不严重

⑧其他__________

3. 您在基层医疗机构主要是为了获得何种医疗服务？

①日常门诊（打针、输液类）　②大病康复　③预防服务

④保健服务（如健康管理等）　⑤身体体检　⑥买药

⑦健康咨询或听健康讲座　⑧其他

4. 您在过去一年中是否有被上转至城市综合医院的经历？①是　②否（转第6题）如果是，您在过去一年中被上转了______次

5. 您上转至城市综合医院后是否享受了“一免三优先”服务？

①是　　　②否

6. 您在过去一年中未经过基层首诊直接选择城市综合医院就诊了______次？

7. 您首诊选择城市综合医院的原因是什么？（可多选）：

①就医方便　②医疗技术水平高　③服务态度好　④医疗费用低

⑤习惯到城市综合医院就诊　⑥有熟悉的医生　⑦重急症治疗

⑧其他__________

8. 您在过去一年中是否有被城市综合医院下转至基层医疗机构进行康复疗养的经历？

①是　②否　　　如果是，您在过去一年中被下转了______次？

9. 您被下转至基层医疗机构后基层医生对您提供的医疗服务是否具有连续性？

①是　　　②否

三、医疗机构纵向协作后患者（居民）的感受

1. 您对目前在基层医疗机构就诊的整体感受满意吗？

①非常满意　②满意　③一般　④不满意　⑤非常不满意

2. 您在基层医疗机构就诊效率如何？

①非常高　②高　③一般　④低　⑤非常低

3. 您了解基层医疗机构和城市综合医院之间具备的纵向协作关系吗?

①很了解　②了解一点　③完全不了解

4. 您在基层医疗机构有接收过城市综合医院医生的诊疗服务吗?

①经常有　②偶尔有　③没有

5. 您认为医疗机构纵向协作后基层医疗服务能力提升了吗?

①明显提升　②略微提升　③没有提升　④没有感觉

6. 您对目前基层医疗服务质量满意吗?

①非常满意　②满意　③一般　④不满意　⑤非常不满意

7. 您目前在基层就医医药费用负担如何?

①非常大　②较大　③一般　④较小　⑤非常小

8. 您认为医疗机构纵向协作后基层医疗机构就诊个人自付费用降低了吗?

①明显降低　②略微降低　③没有降低　④没有感觉

9. 您对目前基层医疗机构医疗费用满意吗?

①非常满意　②满意　③一般　④不满意　⑤非常不满意

您对医疗机构纵向协作还有什么建议?或者医疗机构纵向协作过程中还存在着哪些问题需要改进?______________________________

____

____

调查员______________

再次感谢您的配合，祝您和家人健康、幸福!

参考文献

[1] 陈爱云，刘俊荣．社区首诊的利益相关者分析［J］．医学与社会，2014（8）：30－33.

[2] 陈航，王雪峰．基于F－H分析法的医院与社区卫生服务中心合作冲突分析［J］．系统工程，2015（3）：154－158.

[3] 陈宏辉．企业的利益相关者理论与实证研究［D］．杭州：浙江大学，2003.

[4] 常宏建，张体勤，李国锋．项目利益相关者协调度测评研究［J］．南开管理评论，2014，17（1）：85－94.

[5] 陈玲丽，余昌胤，刘仕方等．新型农村合作医疗居民对医疗联合体的利益诉求分析［J］．中国医院管理，2016（3）：4－7.

[6] 陈钊，刘晓峰，汪汇．服务价格市场化：中国医疗卫生体制改革的未尽之路［J］．管理世界，2008（8）：52－58.

[7] 弗朗索瓦-格扎维埃·施威耶，张春颖，马京鹏．法国医疗公职部门改革——医疗卫生、社会契约与市场［J］．国家行政学院学报，2010（5）：139－143.

[8] 范明宇，刘丹．医疗卫生服务体系资源纵向整合现状及建议［J］．医学与社会，2015（1）：15－18.

[9] 付强．促进分级诊疗模式建立的策略选择［J］．2015（2）：28－31.

[10] 方锐，李幼平．患者效用最大化就医决策与深化新医改的实现策略［J］．经济问题，2014（4）：12－16.

[11] 高和荣．健康治理与中国分级诊疗制度［J］．公共管理学报，2017（2）：139－144.

[12] 高敬峰．国外产品内分工理论研究综述［J］．经济纵横，2007

(4)：85－87.

［13］甘筱青，李红．基于系统动力学的双向转诊下转难现象研究［J］．中国全科医学，2010（3）：3141－3142.

［14］顾昕，袁国栋．从价格管制改革到支付制度改革——美国的经验及其对中国医改的启示［J］．国家行政学院学报，2014（4）：102－106.

［15］顾昕．政府购买服务与社区卫生服务机构的发展［J］．河北学刊，2012（2）：99－105.

［16］何光秀，汤少梁．分级诊疗背景下县域医疗共同体建设中的利益相关者博弈研究［J］．中国全科医学，2020，23（13）：1611－1614.

［17］郝模，潘明俊，陈政等．针对根源解决农村三级卫生网焦点问题的政策思路［J］．中国卫生资源，2001（3）：99－100.

［18］何思长，赵大仁，张瑞华等．我国分级诊疗的实施现状与思考［J］．现代医院管理，2015（2）：20－22.

［19］胡善联．中国医改的焦点、难点和痛点［J］．卫生经济研究，2015（12）：3－7.

［20］蒋锋，张录法，刘庭芳．分级诊疗视角下的异地就医利益相关者分析［J］．中国农村卫生事业管理，2021，41（1）：55－59.

［21］姜立文，宋述铭，郭伟龙．我国区域纵向医联体模式及发展现状［J］．医学与社会，2014（5）：35－38.

［22］姜日进．分级诊疗需发挥医保的支撑作用［J］．中国社会保障，2014（9）：74－75.

［23］金燕，鲁胜锟，李绍华．我国医疗联合体的利益相关者分析［J］．中国医院管理，2013，33（10）：3－4.

［24］李德玲，吴燕琳．信任源理论对构建医患关系信任机制的启示［J］．医学与社会，2012，25（8）：17－19.

［25］李凤如，李茜，史培娜，辛有清．北京友谊医疗共同体建设的实践与思考［J］．中国医院管理，2014（10）：19－20.

［26］刘国恩，高月霞，许崇伟等．医疗机构分级诊疗价格机制研究［J］．中国卫生经济，2014（1）：45－47.

［27］雷光和，陈小嫦，杨光宝等．双向转诊中利益相关者的利益诉求

实证研究——以东莞市为例［J］．中国卫生事业管理，2015（10）：737－742.

［28］雷光和，董加伟．基于系统动力学的双向转诊利益相关者关系结构研究［J］．中国全科医学，2015（1）：3544－3547.

［29］罗杭．城市群政府博弈与调控机制的多智能体系统建模——集成演化博弈理论与小世界网络模型［J］．系统科学学报，2016（4）：105－110.

［30］卢洪友，连玉君，卢盛峰．中国医疗服务市场中的信息不对称程度测算［J］．经济研究，2011（4）：94－106.

［31］李华，俞卫．政府卫生支出对中国农村居民健康的影响［J］．中国社会科学，2013（10）：41－60，205.

［32］吕键．论深化医改进程中分级诊疗制度的完善［J］．中国医院管理，2014（6）：1－3.

［33］李洁，冉素娟，张清华等．均衡各方利益促进公立医院集团化健康发展［J］．中国卫生事业管理，2015（5）：326－328.

［34］林婧，赵丹丹，马捷等．上海市瑞金－卢湾医疗联合体运行模式的实践与思考［J］．医学与社会，2013（7）：25－27.

［35］陆琳，马进．公立医院与基层医疗机构分工协作机制研究及政策建议［J］．中国医院管理，2011（11）：17－19.

［36］林闽钢，张瑞利．医疗卫生服务体系的纵向整合模式及其选择［J］．苏州大学学报（哲学社会科学版），2014（4）：15－20.

［37］罗庆东，单红娟，赵锐前等．城市基层医疗机构管理者激情、组织创新与绩效［J］．中国医院管理，2015，35（12）：53－55.

［38］李维安，林润辉，范建红．网络治理研究前沿与述评［J］．南开管理评论，2014，17（5）：42－53.

［39］刘翔．协同管理方法研究［J］．技术经济与管理研究，2004（5）：87－88.

［40］刘友金，杨继平．集群中企业协同警长创新行为博弈分析［J］．系统工程，2002（6）：22－26.

［41］卢杨，张鹭鹭，欧崇阳．医院与社区双向转诊机制研究［J］．中

国全科医学，2007（11）：939－941.

[42] 孟庆跃，卞鹰，孙强等．理顺医疗服务价格体系：问题、成因和调整方案（上）[J]. 中国卫生经济，2002（5）：31－34.

[43] 苗文斌，吴晓波，李正卫．基于知识分工理论的集群机理研究[J]. 科学管理研究，2006（5）：73－75.

[44] 钱东福．医疗服务纵向整合的利益相关者分析——以镇江市为例[J]. 中国卫生事业管理，2014（4）：251－253.

[45] 钱东福，周业勤．医疗集团内医院和社区间服务协作的障碍因素分析[J]. 中国全科医学，2014（13）：1464－1469.

[46] 邱耕田．差异性原理与科学发展[J]. 中国社会科学，2013（7）：4－21.

[47] 帕金森，社会系统与进化的行动理论．[R]. 纽约，1977.

[48] 孙婧毅．柏拉图分工理论简析[J]. 中南大学学报（社会科学版），2013（2）：57－62.

[49] 申曙光，张勃．分级诊疗、基层首诊与基层医疗机构建设[J]. 学海，2016（2）：48－57.

[50] 孙涛，李莉，张亚超等．城乡卫生服务体系纵向整合的利益相关者关联与博弈识别[J]. 中国农村卫生事业管理，2015，35（1）：9－12.

[51] 王海旭，贾慧萍，陈在余．我国医疗联合体发展的问题及对策分析——基于分工协作的角度[J]. 卫生经济研究，2017（12）：1－2.

[52] 王俊，王雪瑶．中国整合型医疗卫生服务体系研究：政策演变与理论机制[J]. 公共管理学报，2021，18（3）：152－167，176.

[53] 王馗．马克思的协作理论与协作形式的发展——兼论协作与所有制的关系[J]. 经济学家，2015（6）：5－13.

[54] 王琦．基于利益相关者理论的企业社会责任实现机制研究[D]. 哈尔滨：哈尔滨工业大学，2015.

[55] 王琼，孙雪，黄宵．公立医院“医疗联合体”改革探析[J]. 医学与哲学（A），2014（8）：57－60.

[56] 王世权，牛建波．利益相关者参与公司治理的途径研究——基于扎根理论的雷士公司控制权之争的案例分析[J]. 科研管理，2009（4）：

106－114.

［57］魏晓平，李昆．基于“复制动态”演化博弈理论的生态工业链接研究［J］．中国工业经济，2005（12）：49－55.

［58］吴悦，张亮．基于整合理论的农村地区医疗机构层级间的良性互动探讨［J］．中国卫生经济，2017（3）：8－11.

［59］徐明江，张新花，黄芬．城乡医院对口支援激励机制研究［J］．卫生经济研究，2014（6）：25－28.

［60］谢添，胡瑞，唐文熙等．农村县乡两级医疗服务纵向整合的利益相关者分析［J］．中国医院，2014（12）：11－13.

［61］谢添，杨坚，冯达等．基于利益相关者理论的农村县乡两级医疗服务整合作用机制分析［J］．中国卫生政策研究，2015（4）：53－59.

［62］许兴龙，周绿林，魏佳佳．医疗卫生服务体系整合研究的回顾与展望［J］．中国卫生经济，2017，36（7）：17－21.

［63］宣晓伟．国家治理体系和治理能力现代化的制度安排：从社会分工理论观瞻［J］．改革，2014（4）：151－159.

［64］徐一华，陈春，王涛等．利益相关者视角下的区域医疗联合体利弊分析［J］．医学与哲学（B），2015（12）：79－81.

［65］杨坚，谢添，金晶，冯占春等．我国各省分级诊疗政策分析［J］．中国卫生经济，2016（1）：14－17.

［66］亚当·斯密．国富论［M］．郭大力，王亚南，译．北京：商务印书馆，1972.

［67］姚芳，向国春，夏怡等．某省医联体建设改革效果评价研究［J］．卫生经济研究，2021（3）：24－28.

［68］姚宏．事关医改全局的两件大事——推进门诊统筹和付费方式改革的基本思路［J］．中国医疗保险，2011（7）：24－27.

［69］余红星．我国医疗机构分工协作动力机制研究［D］．武汉：华中科技大学，2015.

［70］杨肖光，马晓静，代涛．公立医院与基层医疗机构分工协作影响因素研究——基于定性比较分析方法［J］．中国卫生政策研究，2013，6（8）：14－19.

[71] 姚泽麟. 政府职能与分级诊疗——"制度嵌入性"视角的历史总结 [J]. 公共管理学报, 2016 (3): 61-70.

[72] 张翠华, 任金玉, 于海斌. 非对称信息下基于惩罚和奖励的供应链协同机制 [J]. 中国管理科学, 2006 (3): 32-37.

[73] 赵昌平, 王方华, 葛卫华. 战略联盟形成的协同机制研究 [J]. 上海交通大学学报, 2004 (3): 417-421.

[74] 张洪潮, 何任. 非对称企业合作创新的演化博弈模型分析 [J]. 中国管理科学, 2010 (6): 163-170.

[75] 赵怀峰, 梁立强, 郭长根. 以县 (市、区) 医院为枢纽完善医疗卫生服务体系 [J]. 中国医院管理, 2006 (1): 9-11.

[76] 张慧林, 成昌慧, 马效恩. 分级诊疗制度的现状分析及对策思考 [J]. 中国医院管理, 2015 (11): 8-9.

[77] 周建波, 杜浩然. 中国经济思想史研究的新进展——中国经济思想史学会第十四届年会综述 [J]. 经济科学, 2010 (5): 124-128.

[78] 周淼, 沈华亮. 基于利益相关者理论的深圳农民工社区首诊政策分析 [J]. 医学与社会, 2011 (1): 4-7.

[79] 张明新. 社区卫生服务机构与医院双向转诊运行的管理模式研究 [D]. 武汉: 华中科技大学, 2009.

[80] 周绍东. 分工与专业化: 马克思经济学与西方经济学比较研究的一个视角 [J]. 经济评论, 2009 (1): 115-121.

[81] 张伟, 史良科. 预防医学发展的未来——基础医学、临床医学与预防医学的整合 [J]. 医学与哲学, 2009 (23): 10-12.

[82] 邹晓旭. 基于社会分工论的我国分级医疗卫生服务体系构建及其策略研究 [D]. 武汉: 华中科技大学, 2014.

[83] 詹祥, 周绿林, 孙晓阳. 基于演化博弈的远程医疗服务推进 [J]. 系统工程, 2017 (2): 95-102.

[84] 张亚琳, 廖晓阳, 赵茜等. 基层整合型医疗服务的国际经验和中国实践 [J]. 中华全科医学, 2021, 19 (6): 887-891.

[85] Abelson J, Miller F, Giacomini M. What does it mean to trust a health system? A qualitative study of Canadian health care values [J]. Health Policy,

2009 (9): 63 -70.

[86] Aertsa W, Cormier D, Magnanc M. Corporate environmental disclosure, financial markets and the media: An international perspective [J]. Ecological Economics, 2008, 64 (3): 643 -659.

[87] Akinci F, Mollahaliloglu S, Gursoz H et al. Assessment of the Turkish health care system reforms: A stakeholder analysis [J]. Health Policy, 2012 (1): 21 -30.

[88] Alain E, Laura T. Competition in health care: It takes systems to pursue quality and efficiency [J]. Health Affair, 2005 (4): 420 -433.

[89] Amelung V, Hildebrandt H, Wolf S. Integrated care in Germany-a stony but necessary road [J]. International Journal of Integrated Care, 2012 (12): 1 -5.

[90] Andre B. Challenges for inter-departmental cooperation in hospitals: Results from cross-case analysis [J]. Health Policy and Technology, 2015 (1): 4 -13.

[91] Andrew B B, Azeem M. Organization of primary care in the United States [J]. Primary care, 2003 (3): 631 -633.

[92] Astell-Burt T. Is travel-time to a specialist centre a risk factor for non-referral, non-attendance and loss to follow-up among patients with hepatitis C (HCV) infection? [J]. Social Science & Medicine, 2012 (1): 240 -247.

[93] Atun R. Integration of priority population, health and nutrition interventions into health system: Systematic review [J]. BMC Public Health, 2011 (11): 780.

[94] Bengt A, Runo A. Evaluating integrated health care: A model for measurement [J]. International Journal of Integrated Care, 2005 (3): 1 -9.

[95] Berlin V. Treatment procedures and referral patterns of general dentists in Lithuania. Medicina [J]. Health Policy, 2015 (5): 296 -301.

[96] Brooker C, Durmaz E. Mental health, sexual violence and the work of sexual assault referral centres in England [J]. Journal of Forensic and Legal Medicine, 2015 (3): 47 -51.

[97] Bury T J, Stokes E K. Direct access and patient client self-referral to physiotherapy: a review of contemporary practice within the European Union [J]. Physiotherapy, 2013 (4): 285 -291.

[98] Campos M, Bonabeau E, Théraulaz G et al. Dynamic scheduling and division of labor in social insects [J]. Adaptive Behavior, 2001 (2): 83 - 95.

[99] Catherine D. Variation in GP referral rates: What can we learn from the literature [J]. Family Practice, 2000 (8): 462 -470.

[100] Christy P. The impact of continuity of care on emergency room use in a health care system without referral management: An instrumental variable approach [J]. Annals of Epidemiology, 2016 (3): 183 -188.

[101] Colman A M. Cooperation, psychological game theory, and limitations of rationality in social interaction. [J]. Behavioral & Brain Sciences, 2003 (2): 139.

[102] Compa L. The multilateral agreement on investment and international labor rights: A failed connection [J]. Cornell International Law Journal, 1998 (3): 683 -712.

[103] Costa R, Menichini T. A multidimensional approach for CSR assessment: The importance of the stakeholder perception [J]. Expert Systems with Applications, 2013 (1): 150 -161.

[104] Davey C J. Factors influencing accuracy of referral and the likelihood of false positive referral by optometrists in Bradford, United Kingdom [J]. Journal of Optometry, 2012 (12): 566 -582.

[105] Department of health. Delivering health and social care. [EB/OL]. [2014]. http: //www. dh. gov. uk.

[106] Diebel N D. US health care system: We can do better [J]. American Journal of Obstetrics and Gynecology, 2015 (6): 747.

[107] Edward A. Toward universal coverage in Afghanistan: A multi-stakeholder assessment of capacity investments in the community health worker system [J]. Social Science & Medicine, 2015 (8): 173 -183.

[108] Falcone R E, Satiani B. Physician as hospital chief executive officer [J]. Vasc Endo-vascular Surg, 2008 (1): 88 –94.

[109] Freeman R. Strategic Management: A Stakeholder Approach [M]. Pitman Publishing Inc, 1984.

[110] Friedman A L. Samantha Miles. Stakeholders Theoryand Practice [M]. Oxford University Press, 2006.

[111] Fulop N, Mowlem A, Edwards N. Building integrated care: lessons from the UK and elsewhere [R]. London: The NHS Confederation, 2005: 4.

[112] Goldfield O, Gnani S, Majeed A. Profiling performance in primary carein the United States [J]. BMJ, 2003 (7): 744 –747.

[113] Grumbach K, Bodenheimer T. Can Health Care Teams Improve Primary Care Practice? [J]. Jama the Journal of the American Medical Association, 2004 (10): 1246.

[114] Green A, Ross D, Mh-zoev T. Primary health care and England: The coming of age of Alma Ata? [J]. Health Policy, 2007 (80): 11 –31.

[115] Heinz R, Mirella C, Simone G et al., The changing role of the state in healthcare systems, 13 European review 2005 [J]. Health Policy, 2012 (8): 36 –49.

[116] Huckman R S. Hospital integration and vertical consolidation: An analysis of acquisitions in New York State [J]. Journal of Health Economics, 2006 (1): 58 –80.

[117] Iavicoli S. Occupational health and safety policy and psychosocial risks in Europe: The role of stakeholders' perceptions. Health Policy, 2011 (1): 87 –94.

[118] Jawahar I M, Mclaughlin G L. Toward a descriptive stakeholder theory: An organizational life cycle approach [J]. Academy of Management Review, 2001 (3): 397 –414.

[119] Jeroen I, Hardy B, Steenbergen M et al. Development of integrated care in England and the Netherlands [J]. Health Policy, 2003 (3): 227 –241.

[120] Jones D A, Willness C R, Madey S. Why are job seekers attracted by

corporate social performance? Experimental and field tests of three signal-based mechanisms [J]. Academy of Management Journal, 2014 (2): 383 -404.

[121] Jones L, Exworthy M. Framing in policy processes: A case study from hospital planning in the National Health Service in England [J]. Social Science & Medicine, 2015 (12): 196 -204.

[122] Julia R, Miriam B, Sabine F. Assessing the responsiveness of chronic disease care—Is the World Health Organization's concept of health system responsiveness applicable? [J]. Social Science & Medicine, 2014 (7): 89 -94.

[123] Kodner D L, Spreeuwenberg C. Integrated care: meaning, logic, applications, and implications—a discussion paper. [J]. International Journal of Integrated Care, 2002 (4): e12.

[124] Kondo A, Shigeoka H. Effects of universal health insurance on health care utilization, and supply-side responses: Evidence from Japan [J]. Journal of Public Economics, 2013 (9): 1 -23.

[125] Krugman P. The health care crisis and what to do about it [EB/OL]. http: //www. nybooks. Com/articles /18802.

[126] Lai A Y. Organizational collaborative capacity in fighting pandemic crises: a literature review from the public management perspective [J]. Asia Pacific Journal of Public Health, 2012, 24 (1): 7 -20.

[127] Lawrence D B. Comparing health systems in four countries: lessons for the United States [J]. American Journal of Public Health, 2013 (1): 52 -56.

[128] Lee C G. Health care and tourism: Evidence from Singapore [J]. Tourism Management, 2010 (4): 486 -488.

[129] Lega F. Organizational design for health integrated delivery systems: theory and practice [J]. Health Policy, 2007 (3): 258 -279.

[130] Lei G H. Optimal incentive mechanism for dual referral based on the analytic hierarchy process [J]. Fam Med Community Health, 2014 (3): 39 -47.

[131] Leutz W N. Five laws for integrating medical and social services: Lessons from the United States and the United Kingdom [J]. Milbank Quarterly, 1999 (1): 77 -110.

[132] Linden M, Gothe H, Ormel J. Pathways to care and psychological problems of general practice patients in a "gate keeper" and an "open access" health care system [J]. Soc Psychiatry Psychiatr Epidemiol, 2003 (12): 690-697.

[133] Little S E. The relationship between variations in cesarean delivery and regional health care use in the United States [J]. American Journal of Obstetrics and Gynecology, 2016 (6): 735.

[134] Lorts C, Ohri-Vachaspati P. Eating behaviors among low-income obese adults in the United States: Does health care provider's advice carry any weight. Preventive Medicine, 2016 (3): 89-94.

[135] Macready N. Reforming the US health-care system [J]. Lacent Neurol, 2008 (11): 986-987.

[136] Mannion R. General practitioner commissioning in the English national health service: Continuity, Change, and future challenges [J]. International Journal of Health Services, 2008 (4): 717-730.

[137] Marie B S, Sahker E, Arndt S. Referrals and treatment completion for prescription opioid admissions: five years of national data [J]. Journal of Substance Abuse Treatment, 2015 (8): 109-114.

[138] Martin G. The British national health service 1948-2008: A review of the historiography [J]. Social History of Medicine, 2008 (3): 15-21.

[139] Makanjee C R, Bergh A, W A, Hoffmann P T. A model for understanding diagnostic imaging referrals and complex interaction processes within the bigger picture of a healthcare system [J]. Radiography, 2014 (2): 153-157.

[140] McKie C. The 2-week rule for suspected head and neck cancer in the United Kingdom: Referral patterns, diagnostic efficacy of the guidelines and compliance [J]. Oral Oncology, 2008 (9): 851-856.

[141] Meng Q, Yuan J, Jing M et al. Mobility of primary health care workers in China [J]. Human Resources for Health, 2009 (24): 1-5.

[142] Mitchell R K, Agle B R, Wood D J. Toward a theory of stakeholder identification and salience: Defining the principle of who and what really counts

[J]. Academy of Management Review, 1997 (4): 853 -886.

[143] Nudurupati S S. Strategic sourcing with multi-stakeholders through value co-creation: An evidence from global health care company [J]. International Journal of Production Economics, 2015 (8): 248 -257.

[144] Ozegowski S, Sundmacher L. Ensuring access to health care—Germany reforms supply structures to tackle inequalities [J]. Health Policy, 2012 (2): 105 -109.

[145] Palmer G, Reid B. Evaluation of the performance of diagnosis: related groups and similar casemix system, methodological issues [J]. Health Manage Res, 2001 (2): 71 -81.

[146] Patel V P. Overcoming barriers to secondary prevention in hip fracture patients: An electronic referral and management system for osteoporosis [J]. Injury, 2010 (12): 1249 -1255.

[147] Rabner B S. A blueprint for managing risk [J]. Trustee, 2012 (6): 25 -28.

[148] Resnick M J. Anticipating the unintended consequences of closing the door on physician self-referral [J]. The Journal of Urology, 2015 (1): 1 -8.

[149] Rodríguez-Clare A. The division of labor and economic development [J]. Journal of Development Economics, 1996 (1): 3 -32.

[150] Ricarda M, Carl R B. The health care strengthening act: the next level of integrated care in Germany [J]. Health Policy, 2016 (4): 1 -8.

[151] Richard H. Integrated health and social care in England—progress and prospects [J]. Health Policy, 2015 (4): 856 -859.

[152] Rudolf K. The new politics of the NHS: From creation to reinvention (six edition), raddiffe publishing [J]. Health Policy, 2010 (2): 26 -32.

[153] Sahker E. Evaluating racial disparity in referral source and successful completion of substance abuse treatment [J]. Addictive Behaviors, 2015 (8): 25 -29.

[154] Salma B G, Nageya A. Health problems and the health care provider choices: A comparative study of urban and rural households in Egypt [J]. Journal

of Epidemiology and Global Health, 2014 (4): 141 - 149.

[155] Schang L, Thomson S, Czypionka T. Explaining differences in stakeholder take up of disease management programmes: A comparative analysis of policy implementation in Austria and Germany [J]. Health Policy, 2016 (3): 281 - 292.

[156] Schoen C, Osborn R, Squires D et al. New 2011 Survey of patients with complex care needs in eleven countries finds that care is often poorly coordinated [J]. Health Affairs, 2011 (12): 447 - 458.

[157] Senot C A. Chandrasekaran S. Collaboration between service professionals during the delivery of health care: Evidence from a multiple-case study in U. S. hospitals [J]. Journal of Operations Management, 2016 (8): 42 - 43.

[158] Sheppard M K. The paradox of non-evidence based, publicly funded complementary alternative medicine in the English National Health Service: An explanation [J]. Health Policy, 2015 (10): 1375 - 1381.

[159] Shortell S, Gillies R, Anderson D. The new world of managed care: creating organized delivery systems [J]. Health Affairs, 1994 (5): 46 - 64.

[160] Smith J M, Price G R. The logic of animal conflict [J]. Nature, 1973 (27): 15 - 18.

[161] Steinmann P, Baimatova M, Wyss K. Patient referral patterns by family doctors and to selected specialists in Tajikistan [J]. International Health, 2012 (4): 268 - 276.

[162] Stiglitz J E. Credit Markets and the Control of Capital [J]. Journal of Money Credit & Banking, 1985 (2): 133 - 152.

[163] Teo I, Munnoch D A. Referral patterns to a surgical lymphoedema service: 10 years of experience. Journal of Plastic [J]. Reconstructive & Aesthetic Surgery, 2015 (10): 1395 - 1401.

[164] Van C E. The primary-secondary care interface: Does provision of more services in primary care reduce referrals to medical specialists? [J]. Health Policy, 2014 (1): 48 - 55.

[165] Walshe K. Reinventing clinical commissioning groups [J]. BMJ,

2013 (1): f4980.

[166] Wilkin D. Primary care budget holding in the United Kingdom National Health Service: learning from a decade of health service reform [J]. Med J Aust, 2002 (11): 539 -542.

[167] Webster V S. Self-referral, access and physiotherapy: Patients' knowledge and attitudes—results of a national trial [J]. Physiotherapy, 2008 (2): 141 -149.

[168] Yip W. Early appraisal of China's huge and complex health-care reforms [J]. Lancet, 2012 (3): 833 -842.

[169] Zheng X. On the supply of China's healthcare resources in a decentralized healthcare system [J]. The Social Science Journal, 2015 (4): 449 -458.

[170] Zhou L, Xu X, Antwi H A et al. Towards an equitable healthcare in China: evaluating the productive efficiency of community health centers in Jiangsu Province [J]. International Journal for Equity in Health, 2017 (1): 89.

[171] Zhou X, Li L, Hesketh T. Health system reform in rural China: Voices of health workers and service-users [J]. Social Science & Medicine, 2014 (3): 134 -141.

[172] Zinkhan G M, Balazs A L. A stakeholder-integrated approach to health care management [J]. Journal of Business Research, 2004 (9): 984 -989.